AF287891

G. Hermann von Meyer

Statik und Mechanik des menschlichen Fußes

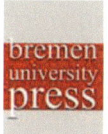

bremen
university
press

G. Hermann von Meyer

Statik und Mechanik des menschlichen Fußes

ISBN/EAN: 9783955623142

Auflage: 1

Erscheinungsjahr: 2013

Erscheinungsort: Bremen, Deutschland

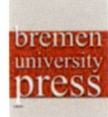

bremen
university
press

STATIK UND MECHANIK

DES

MENSCHLICHEN FUSSES.

NACH NEUEN UNTERSUCHUNGEN

VON

DR. G. HERMANN VON MEYER,
ORDENTL. PROFESSOR DER ANATOMIE IN ZÜRICH.

JENA,

VERLAG VON GUSTAV FISCHER.

1886.

Vorwort.

In den vorliegenden Blättern übergebe ich den Fachgenossen die Ergebnisse von Studien, welche mich lange Zeit beschäftigt haben. Ich habe wohl nicht nöthig die Schwierigkeiten hervorzuheben, welche die Deutung der Theile des Fusses von je bereitet haben. Der Mangel einer befriedigenden Lösung dieser Schwierigkeiten machte sich nicht nur in den Darstellungen der mechanischen Leistungen des Fusses geltend, sondern namentlich auch in der auf deren Erkenntniss sich gründenden chirurgischen, beziehungsweise operativen Behandlung des Fusses. Ich will hoffen, dass es mir gelungen sei, durch die neuen Grundsätze, welche ich für die Analyse des Baues des menschlichen Fusses gewonnen habe, ein richtigeres und leichteres Verständniss für die Gestaltung und die Verbindung der einzelnen Theile desselben gefunden zu haben.

Die vorliegende Abhandlung hat nur den Zweck, diese Grundsätze zu entwickeln und zu begründen. Sie soll nicht eine minutiose monographische Beschreibung der einzelnen Theile des Fusses, auch nicht eine Wiederholung der schon früher an anderen Orten gegebenen Besprechung der Mechanismen in den einzelnen Gelenken bringen, dagegen aber die Anwendung und Ergänzung der hierher gehörigen Thatsachen für Erklärung der Leistungen des gesunden Fusses.

Insbesondere habe ich in dieser Beziehung auf die Behandlung der Bänder aufmerksam zu machen. In diesen herrscht ja bekanntlich eine chaotische Verwirrung, bedingt theils durch die grosse Zahl derselben, theils durch eine verwirrende Synonymik. In ersterer Beziehung hatte ich mich darauf zu beschränken, eine Uebersicht dadurch zu entwerfen, dass ich sie in wenige funktionell geschiedene Gruppen trennte. In letzterer Beziehung war nur dadurch Klarheit zu schaffen, dass ich ohne Rücksicht auf die Synonymik die einzelnen anzuführenden Bänder nur nach den Ansatzpunkten bezcichnete, wenn sich auch dadurch Schwierigkeiten für das Lesen der Namen bereiteten. Diese Schwicrigkeiten lösen sich aber leicht, wenn man die geschriebenen Namen in der mehrfach gebrauchten Weise auflöst und z. B. ligamentum cuneiforme III — metatarsus II liest als: ligamentum inter os cuneiforme III et os metatarsi II.

Der Abschnitt über die Aktion des Fusses im Gehen wird genügen, auf's Neue darauf aufmerksam zu machen, wie müssig die vielfach zu Tage tretenden Bestrebungen sind, durch Beobachtung und graphische Darstellung des Ganges verschiedener Individuen „den" Gang zu ermitteln. Einen bestimmten Gang, der für Alle gewissermassen verbindlich ist, kann es nicht geben, denn die Gehwerkzeuge können in der mannichfaltigsten Weise benutzt werden, und Jeder benutzt sie, wie er kann oder mag, dasselbe Individuum wechselt ja auch je nach Laune oder Umständen selbst häufig in seiner Gangart. — Solche Untersuchungen können höchstens eine ziemlich werthlose Stastistik über die relative Häufigkeit gewisser Anwendungsweisen der Gehwerkzeuge liefern. Werden aber für den Zweck solcher Untersuchungen gar noch grossartige Apparate verwendet, in welche das Versuchs-Individuum eingespannt wird, so geben die Ergebnisse der Versuche nur einen Hinweis darauf, wie dieses Individuum unter dem hemmenden Einflusse der umgebenden Apparate und unter dem psychischen Einflusse des Bewusstseins, Versuchs-Individuum zu sein, gehen kann oder mag. — Alle auf diesem Wege erzielten Ergebnisse besitzen deswegen nur eine Schein-Genauigkeit.

Derselbe Abschnitt wird hoffentlich auch geeignet sein, einen neuen Hinweis auf das gänzlich Fehlerhafte unserer herkömmlichen Schuhgestaltung zu geben und dadurch das Interesse für eine vernünftige und gesundheitsgemässe Fussbekleidung, für deren Einführung ich seit dem Jahre 1857 thätig bin, auf's Neue anzuregen.

Schliesslich muss ich noch zur Vermeidung von Missverständnissen besonders darauf aufmerksam machen, dass ich aus leicht verständlichen Opportunitätsrücksichten unter „Zehe" nicht die Zehe in der gewöhnlichen Auffassung als Theil der äusseren Erscheinung des Fusses verstanden wissen will, sondern den ganzen Zehenapparat mit dem Metatarsusknochen, beziehungsweise für die drei ersten Zehen mit dem zugehörigen os cuneiforme. Wo mit dem Ausdrucke „Zehe" nur die Zehe in dem engeren Sinne der gewöhnlichen Auffassung gemeint ist, ist dieses jedesmal leicht aus dem Zusammenhange zu erkennen.

Zürich im August 1885.

Hermann von Meyer.

Inhalt.

Einleitung.

Der menschliche Fuss, welchem die statische Bedeutung zukommt, die Schwerelast des ganzen Körpers aufzunehmen und auf den Boden zu übertragen, gehört unter die vorgebildeten Knochenkombinationen [1]), d. h. er besteht aus einer gewissen Anzahl einzelner Knochen, welche gemeinschaftlich als ein Ganzes wirken, und von welchen jeder einzelne nur in so fern eine Bedeutung gewinnt, als er ein Theil jenes Ganzen oder jener Kombinationseinheit ist.

In dem freien Fusse ist ein grosser Theil der Elemente dieser Kombination sehr beweglich, und der Fuss lässt deshalb auch in diesem Zustande eine gewisse innere Beweglichkeit und Schmiegsamkeit erkennen.

Der auf den Boden aufgesetzte und belastete Fuss gestaltet sich indessen zu einem festen, mehr oder weniger starren Gewölbe, welches stark genug ist, die Schwere des ganzen Körpers zu tragen.

Dass dem aufgesetzten Fusse die statische Funktion eines tragenden Gewölbes zu leisten obliegt, darüber besteht durchaus kein Zweifel, und dieser Satz ist deswegen auch allgemein angenommen. Nicht minder ist auch keinerlei Zweifel darüber, dass die Uebertragung der Schwerelast des Körpers zunächst auf den Astragalus geschieht; aber über die Bahnen, durch welche die Uebertragung dann weiter auf die beiden Stützpunkte des Fusses, nämlich auf die Ferse und die Zehen, geleitet wird, herrscht immer noch viele Unklarheit; mancherlei Ansichten sind hierüber möglich und mancherlei Ansichten werden auch hierüber aufgestellt.

Allerdings ist es auch bei dem zusammengesetzten Bau des Fusses äusserst schwierig, zu einer genaueren Einsicht darüber

---

[1]) Ueber den Begriff „Knochenkombination" vgl. meine: Statik und Mechanik des menschlichen Knochengerüstes. Leipzig 1873. S. 4.

1

zu gelangen, welche inneren Veränderungen der Fuss während der Aufnahme der Belastung erfährt, und in welcher Weise sich die einzelnen Elemente des Fusses dem Belastungsdruck gegenüber verhalten, so dass dadurch demselben die nöthige Widerstandsfähigkeit gewährleistet wird.

In unseren Kenntnissen über diese Verhältnisse befindet sich also noch eine grosse Lücke, deren Ausfüllungsweise noch Gegenstand mancher verschiedenen Ansicht und mancher Kontroverse ist. Ich habe dieselben deswegen schon seit längerer Zeit zum Gegenstande neuer eingehender Untersuchungen gemacht, deren Ergebnisse ich in dem Folgenden niedergelegt habe.

Die Untersuchungen konnten sich indessen nicht auf die Statik des flach aufgesetzten Fusses allein beschränken, sondern hatten zugleich auch auf die beiden anderen Arten der Unterstützung der Schwere durch den Fuss Rücksicht zu nehmen, nämlich auf die beiden Arten des Stehens auf den Zehen; und an diese letzteren reihten sich dann ganz ungezwungen noch Untersuchungen über die Funktion des Fusses in der Gangbewegung an.

Bei diesen Untersuchungen wird auch besonders die Prinzipienfrage sich geltend machen müssen, welche zu manchen kontroverslichen Aeusserungen Veranlassung gegeben hat, nämlich die Frage über die Anerkennung der Betheiligung der Muskeln an den Haltungen. Es wird deswegen am Platze sein, in Bezug auf diese Frage vor Allem nöthige Klarheit zu gewinnen.

Es ist wiederholt vorgekommen, dass man mir vorgeworfen hat, ich läugne die Mitwirkung der Muskeln in den Haltungen des ganzen Körpers und der einzelnen Glieder; es wurde mir schon sogar die Meinung untergeschoben, dass ich die Frage über die Muskelleistung so von der Hand weise, als enthalte „das Hereinziehen derselben eine Gefährdung der reinen Lehre“. Wie solche Auffassungen meiner Stellung zu dieser Frage entstehen konnten, verstehe ich nicht; jedenfalls stützen sie sich nicht auf Kenntniss meiner Arbeiten, denn ich habe mich an den verschiedensten Orten deutlich genug darüber ausgesprochen, dass ich die Mitwirkung der Muskeln vollständig anerkenne. Solche, welche meine Stellung trotz dieser bestimmten Aeusserungen doch verkannt haben, beweisen nur, dass sie meine Erklärungen (hoffentlich unabsichtlich) gänzlich missverstanden haben. Ich habe zwar schon an dem Schlusse der Vorrede zu meiner Statik und Mechanik auf das Bestimmteste gegen eine solche Missdeutung meines Standpunktes Einsprache gethan und könnte mich damit begnügen, auf die dort gegebene bestimmte Erklärung hinzuweisen; da diese aber keine Beachtung gefunden zu haben scheint, so verweise ich auf folgende Thatsachen, zunächst aus meiner „Statik und Mechanik des menschlichen Knochengerüstes":

1) Bei jeder einzelnen Artikulation ist ein besonderer Abschnitt den auf dieselbe einwirkenden Muskeln gewidmet.

2) Seite 88 bezeichne ich die Muskeln, durch Kontraktion, Tonus und Elastizität wirkend, als die hauptsächlichsten Hülfsmittel für die Erhaltung der Berührung der Gelenkflächen.

3) Seite 94 führe ich aus, wie die Mittellage der Gelenke nur durch die umlagernden Muskeln hervorgebracht wird, und nehme zugleich auch Rücksicht auf den Einfluss, welchen ungleiche Ausbildung zwischen zwei Antagonisten dabei ausüben muss; — ferner zeige ich in demselben Abschnitte S. 97, wie in den einzelnen Gelenken des Armes die durch die Antagonisten bestimmte Mittellage durch die Einwirkung der Schwere in verschiedenem Grade beeinflusst wird.

4) Seite 113 entwickele ich, wie die Fixirung des Humerus in dem Schultergelenke nur durch die Muskeln zu Stande gebracht wird.

5) Seite 108 wird gezeigt, dass auch die Ruhelage (Haltung) des Schultergürtels ganz allein durch den Tonus der Muskeln bestimmt wird.

6) Seite 114 bemerke ich mit Rücksicht auf diese beiden Verhältnisse: „Wir finden gerne in diesen beiden Verhältnissen eine Erklärung für die grosse Leichtigkeit und Sicherheit in den Bewegungen des Schulterblattes und des Humerus, indem beide keinen Augenblick ohne unmittelbare Einwirkung aller sie bewegenden Muskeln sind, und ihre Ruhelage fast allein durch Gleichgewicht zwischen den einzelnen Muskelwirkungen zu Stande kommt."

Sollten diese Hinweisungen noch nicht genügen, so führe ich noch folgende Stelle aus meinem Schriftchen: „Die neuere Gymnastik und deren therapeutische Bedeutung" (Zürich, Meyer und Zeller, 1857) an:

Seite 25: „Aber auch die Haltung des ganzen Körpers gewinnt (durch das Turnen) wesentlich. Allerdings sind die

1*

Gelenkmechanismen so eingerichtet, dass sie zum grössten Theil schon für sich allein die Haltung des Körpers in der Ruhe und die Richtung seiner Bewegungen in der Thätigkeit bedingen, ohne des Aufwandes vieler Muskelkräfte dabei zu bedürfen; aber der auf diese Weise zu Stande gekommenen Haltung und Bewegung sieht man die Wirkung der in der unbelebten Materie sich geltend machenden Kräfte nur zu gut an, die Wirkung nämlich der Schwere, der Spannung, der Elastizität, der Pendelung etc. Je mehr sich in Haltung und Bewegung die Muskelkräfte betheiligen, um so mehr werden beide diesen wirkenden Momenten abgenommen, und um so mehr erhalten sie alsdann den Charakter der lebendigen Haltung und der lebendigen Bewegung; man erblickt in ihnen sogleich die Mitwirkung einer grösseren Anzahl von Muskelthätigkeiten, welche die Vielseitigkeit der Gelenkmechanismen vortheilhaft hervortreten lassen; die Haltung ist eine feste („stramme") ohne Starrheit und ohne Trägheit, stets bereit in Bewegung überzugehen; und die Bewegung selbst ist eine leichtere und bewusstere und damit auch elegantere, — sie ist, wie man sich im gemeinen Leben auszudrücken pflegt, „eine elastische". In diesem Ausdrucke der Volkssprache liegt eine sehr richtige Auffassung des stets sich gegenseitig in Schranken haltenden Spieles antagonistischer Muskeln, welches ähnlich ist dem Gegeneinanderspielen der Elastizität eines gedehnten elastischen Körpers mit der auf denselben einwirkenden dehnenden Kraft; nur misst man mit Unrecht gewöhnlich diese „Elastizität" der Bewegungen einer besonderen Beschaffenheit der Knochen bei, während sie doch, wie oben ausgeführt, ihren Grund in der kraftvollen Thätigkeit der Muskeln findet."

Warum ich nun in meinen verschiedenen Arbeiten über die statischen Verhältnisse des Knochengerüstes trotz solcher vielfach ausgesprochenen ausdrücklichen Anerkennung der Einwirkung der Muskeln auf die Haltung mich dennoch mit Absichtlichkeit so bewege, dass ich die Einwirkung der Muskeln ignorire, ist ohne Schwierigkeit zu verstehen. — Für die Ruhehaltung in einzelnen Gelenken wirken zweierlei Kräfte, nämlich: 1) Muskelkräfte, d. h. Kontraktilität, Tonus und Elastizität, 2) physikalische Kräfte, d. h. Schwere, feste Widerstände, Spannungswiderstände etc. — Die Muskelkräfte genügen in den meisten Fällen, um die Haltungen zu erklären. Will man nun einer gewissen Bequemlichkeit und Unlust zu ernsterer Forschung nachgeben, so ist man damit zufrieden und beruhigt sich mit dem Satze, dass alle Haltungen durch die Muskeln bedingt werden. Man übersieht aber dabei, dass durch eine solche Auffassung die Kenntniss der Einwirkung der zweiten Kategorie von Kräften vollständig verhindert wird. Will man diese gehörig kennen und würdigen lernen, so hat man sich die Aufgabe zu stellen, zu erforschen, wie weit die Einwirkung dieser Kräfte geht und unter welchen Bedingungen dieselbe sich geltend macht. Diese Aufgabe habe ich mir in allen meinen Arbeiten über statische Verhältnisse des Knochengerüstes zunächst gestellt mit dem vollen Bewusstsein, dass mit der Lösung dieser Aufgabe noch keineswegs alle Haltungen genügend erklärt sein würden, und dass wir vielfach genöthigt sein würden, das antagonistische Gegenspiel von Muskeln für Erklärung der Haltungen zu Hülfe zu rufen. Weit entfernt, in dieser Richtung einer Einseitigkeit zu huldigen, habe ich vielmehr dabei stets die beiderlei Einwirkungen auf die Haltungen in dem Auge und suche die Grenze zwischen beiden zu bestimmen. Die Art, wie diese Grenzbestimmung in die Erscheinung zu treten hatte, musste aber bei dem hinlänglichen Bekanntsein der Muskeleinwirkungen die sein, dass die Frage gestellt wurde: Wie weit reichen wir für Erklärung der Ruhehaltungen mit der Berücksichtigung nur der physikalischen Kräfte? Deshalb war ich auch stets bestrebt, diejenigen Ruhehaltungen aufzufinden, welche ohne alle Muskelmitwirkung oder mit dem geringsten Masse derselben zu Stande kommen. Bequeme Einseitigkeit fällt nur denjenigen zur Last, welche sich mit dem Satze von der Einwirkung der Muskeln auf die Haltung genügen lassen und die anderen fixirenden und Haltung bestimmenden Kräfte ausser Acht lassen.

Diesen meinen Standpunkt habe ich in meiner „Statik und Mechanik" Seite 56—57 bereits möglichst bestimmt gezeichnet. Auch dort habe ich mich auf das Bestimmteste dahin erklärt, dass ich die Muskeleinwirkung als eine sehr wichtige und unter Umständen sogar als die einzige die Haltungen bestimmende Kraft anerkenne, — dass ich aber andererseits es als Aufgabe zu erkennen habe, zu untersuchen, wie weit man in der Erklärung der Haltungen kommen könne, bis man genöthigt sei, die Muskeleinwirkung als eine bekannte Kraft zu Hülfe zu rufen. Allerdings musste ich dabei davor warnen, der Bequemlichkeit zu huldigen, zu frühe die Muskelwirkung geltend zu machen, oder sie allein als das für die Haltungen thätige Prinzip anzuerkennen. Es ist merkwürdig, dass gerade diese Warnung, aus dem Zusammenhange herausgerissen, dazu dienen musste, den Vorwurf gegen mich zu begründen, als ob ich von den Leistungen der Muskeln in der Statik nichts wissen wolle [1]), während doch unmittelbar an den betreffenden Satz sich volle Anerkennung der Muskelthätigkeiten für Unterhaltung von Haltungen anreiht und der betreffende Passus mit den Worten schliesst: „Nicht minder ist anzuerkennen, dass eine jede Haltung in einem Gelenke nur dann eine vollständig ruhige und gesicherte ist, wenn die beweglichen Knochentheile beständig gewissermassen „in dem Zügel stehen", d. h. wenn die an ihnen angehefteten Muskeln sich in einem solchen Zustande von Spannung befinden, dass nur ein geringes Plus zu bewegender Aktivität führt, wenn also die Muskeln, welche das Gelenk umgeben, stets in einer Art von aufmerksamer Bereitschaft sind, eine jede kleine Störung der Haltung sogleich zu korrigiren."

Nach dieser Auseinandersetzung wird auch der meinen Standpunkt mit wenigen Worten bezeichnende Schlusssatz auf S. 57 keine Missdeutung erfahren dürfen, in welchem ich mich für ebenso geneigt erkläre, wenn es für das Verstehen von Haltungen nothwendig sei, Muskeleinwirkung anzuerkennen, als ich im Interesse möglichster Durchführung der Untersuchung entschieden abgeneigt sei, eine solche von vorn herein anzunehmen.

Doch genug! Das Gesagte wird hinreichen, zu zeigen, dass die Motivirung des erwähnten Tadels meines Standpunktes wenigstens nicht in meinen Arbeiten zu finden ist, und dass ich der Belehrung darüber, dass die Muskeln ein sehr wichtiges Kraftelement für die Haltungen sind, keineswegs bedürftig war.

---

[1]) S. Hans Virchow, Beiträge zur Kenntniss der Bewegungen des Menschen. Würzburg 1883. S. 4.

Gesetz des aufrechten Stehens.

Wenn die Art und Weise, wie der Fuss die Schwerebelastung aufnimmt, untersucht werden soll, so muss vor Allem entsprechende Ansicht darüber gewonnen sein, in welcher Weise die Schwere des Körpers auf den Fuss einwirkt. Es genügt dafür nicht, nur eine senkrecht auf den Astragalus einwirkende Gewalt anzunehmen, denn es wirken bei der Uebertragung noch andere Kräfte auf den Fuss ein, deren Erfolge von nicht unbedeutendem Einflusse auf die Mechanismen im Innern des Fusses sind. Es erscheint deshalb angemessen zuerst in gedrängter Weise zu zeigen, wie die Ruhehaltung in dem aufrecht stehenden Körper zu Stande kommt und wie die Schwerlinie desselben sich zu dem Fusse verhält; die Feststellung des Fusses wird dann als eine Theilerscheinung der Ruhehaltung des ganzen Körpers richtiger aufgefasst werden können.

Ich habe zwar die Gesetze der Haltung des ganzen Körpers im aufrechten Stehen schon früher in Müller's Archiv 1853 S. 9 bis 44 entwickelt und begründet, muss es aber dennoch für geeignet halten, dieselben hier noch einmal kurz darzulegen, da sie theilweise die nothwendige Grundlage für das Folgende sein müssen, und finde mich um so mehr dazu veranlasst, als ich jetzt, abgesehen von dem Verhalten des Fusses, verschiedene Ergänzungen den in jenem Aufsatze gegebenen Ausführungen beizufügen im Stande bin.

Nach dem von den Brüdern Weber aufgestellten Gesetze sollte die Schwerlinie des Rumpfes gerade in die Hüftaxe fallen, — der Rumpf sollte also in labilem Gleichgewichte von der Hüftaxe getragen werden; — ebenso sollten beide Beine in labilem Gleichgewichte auf der Flexionsaxe beider Astragali getragen werden; — in eine senkrechte Profillinie sollten demnach fallen: processus mastoides des Schädels, Hüftgelenk und äusserer Knöchel. — Prüft man diese Angaben genauer, so machen sich gegen deren Richtigkeit alsbald verschiedene Bedenken geltend.

Soll damit eine möglichst zwanglose Ruhehaltung des aufrecht stehenden Körpers gegeben sein, so ist nicht zu verkennen, dass zwanglose Ruhe nicht stattfinden kann, wenn an zwei Stellen die Uebereinanderlagerung der Theile auf das labile Gleichgewicht angewiesen ist. Das labile Gleichgewicht ist ja überhaupt mehr eine theoretische Abstraktion und wird in Wirklichkeit, so zu sagen, niemals beobachtet. Wo es wirklich als ein scheinbar andauernder Zustand beobachtet wird, wie z. B. bei dem „Balanciren" eines aufrecht stehenden Stabes, ist es thatsächlich nicht ein andauernder Ruhezustand, denn die Kunst des „Balancirens" besteht nur in schneller und rechtzeitiger Korrektion beginnender Fallbewegungen des „balancirten" Körpers, und diese Korrektionen verlangen eine fast ununterbrochene Reihenfolge raschester Muskelbewegungen; auch die geschicktesten Leistungen der Jongleure im „Balanciren" kommen auf keine andere Weise zu Stande. — Da nun jeden Augenblick, und wenn auch nur durch die Herz- und Athmungsbewegungen, das labile Gleichgewicht gestört wird, so könnte eine auf diesem beruhende Haltung des Körpers nur durch beständig korrigirende Muskelthätigkeiten erhalten werden; eine solche Haltung müsste also, weit entfernt, eine ruhige und sichere zu sein, sich im Gegentheil als eine sehr unruhige und unsichere erweisen.

Unmittelbarere Prüfung des Weber'schen Gesetzes ist noch dadurch ermöglicht, dass man versucht, das Profil eines aufrecht stehenden Körpers nach demselben zu entwerfen. Man kommt, wenn man dieses versucht, sogleich in ein sonderbares Dilemma. Konstruirt man nämlich einen Rumpf mit Hülfe der Weber'schen Wirbelsäule und setzt diesen auf die senkrecht gestellten Beine, bei welchen nach dem Gesetz Hüftaxe und Astragalusaxe senkrecht über einander liegen, und gibt dabei dem Becken eine Konjugataneigung von 60°, wie sie allgemein als mittlere Neigung im aufrechten Stehen anerkannt und auch als solche von den Brüdern Weber angenommen wird, so hängt der ganze Rumpf so sehr nach vorn über, dass man augenblicklich erkennt, dass ein so gestellter Körper nothwendig nach vorn umfallen muss (Fig. 1). Soll nun in weiterer Ausführung des Gesetzes der processus mastoides in die Senkrechte über die Hüftaxe gebracht werden, so wird dieses nur möglich, wenn man dem Becken eine viel zu geringe Konjugataneigung gibt, nämlich eine Neigung von 52° (Fig. 2). — Man hat also jetzt nur die Wahl, entweder sich mit der falschen Beckenneigung zu befreunden, oder die

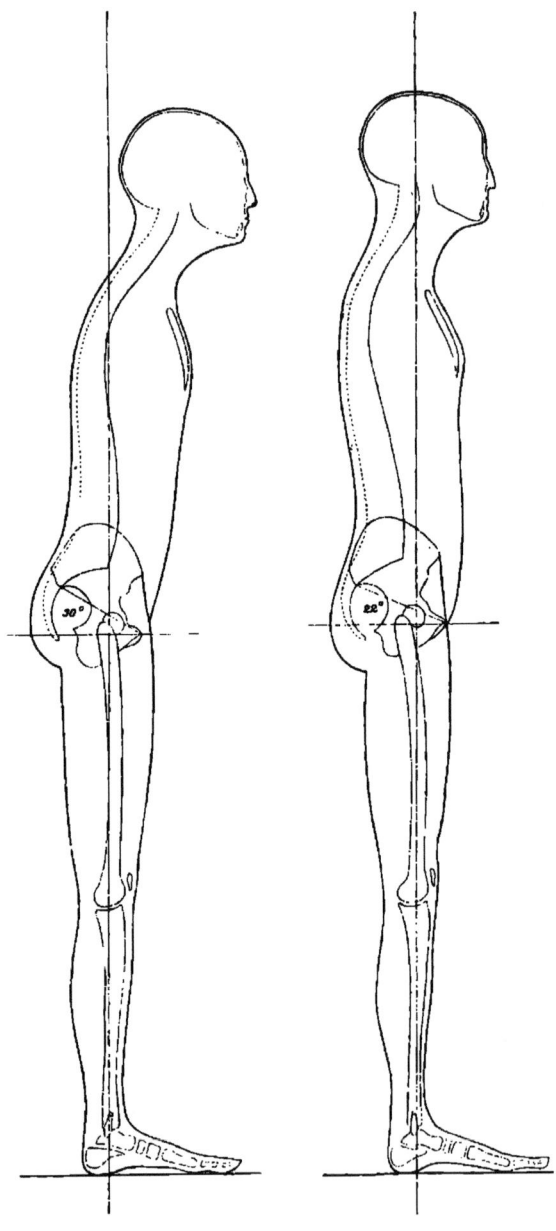

Fig. 1.   Fig. 2.

Haltung der Wirbelsäule so zu korrigiren, dass eine richtige Beckenstellung bei Einfügung des processus mastoides in die Weber'sche Senkrechte möglich ist. Wählt man letzteres, weil ersteres doch nicht wohl zulässig ist, so erhält man eine Figur, welcher man sogleich das Unnatürliche und Gezwungene ansieht und welche den Eindruck macht, als ob sie nach hintenüber fallen wolle (Fig. 3).

Das Weber'sche Gesetz des aufrechten Stehens erweist sich also als durchaus unbefriedigend und sogar unmöglich. Der Wunsch, ein entsprechenderes Gesetz zu finden, erscheint demnach vollständig gerechtfertigt, und um so mehr, als das Profil eines jeden gerade aufrecht Stehenden uns sogleich erkennen lässt, dass jene Weber'sche Senkrechte nicht bezeichnend für die aufrechte Haltung ist. Nach dem oben angegebenen Weberschen Gesetz müsste eine durch das Hüftgelenk gelegte Senkrechte nach oben den processus mastoides und nach unten den äusseren Knöchel treffen. Legt man nun aber mittels eines Senkels bei einem gerade aufrecht Stehenden eine solche Senkrechte an die vordere Kante des Trochanter, welche in der Seitenansicht eines Stehenden sehr genau der Mitte des Hüftgelenkes entspricht, so geht diese Linie nach oben zu durch das Brustbein und die Nase und nach unten zu in die kleine Zehe. Das Hüftgelenk ist also weiter nach vorn gelegen als die Hauptmasse des Kopfes und als die Hauptmasse des Fusses, und überhaupt ist die grösste Masse des ganzen Körpers hinter der durch die Hüftaxe gehenden Senkrechten und nur der kleinere Theil derselben vor dieser gelegen (Fig. 4). Hieraus folgt aber, dass der Schwerpunkt des Rumpfes nicht senkrecht über der Hüftaxe gelegen sein kann, dass also auch der Rumpf nicht im labilen Gleichgewicht auf der Hüftaxe ruhen kann, sondern dass seine Schwerlinie hinter der Hüftaxe herunterfallen muss. Dass dieses in Wirklichkeit der Fall ist, lässt sich auf dem Wege der Konstruktion ohne Schwierigkeit entwickeln, wenn man nur erst die Lage des Schwerpunktes des ganzen Körpers in dessen gerade gestreckter Lage, beziehungsweise aufrechter Stellung, kennt.

Die Lage des Schwerpunktes für den ganzen Körper ist seiner Zeit von Borelli (De motu animalium. Romae. 1680) bestimmt worden als zu finden „inter nates et pubin". Diese ziemlich vage Bestimmung wurde später durch die Brüder Weber nach Wiederholung der für diese Ermittelung von Borelli angestellten Versuche dahin präzisirt, dass der allgemeine Schwerpunkt des

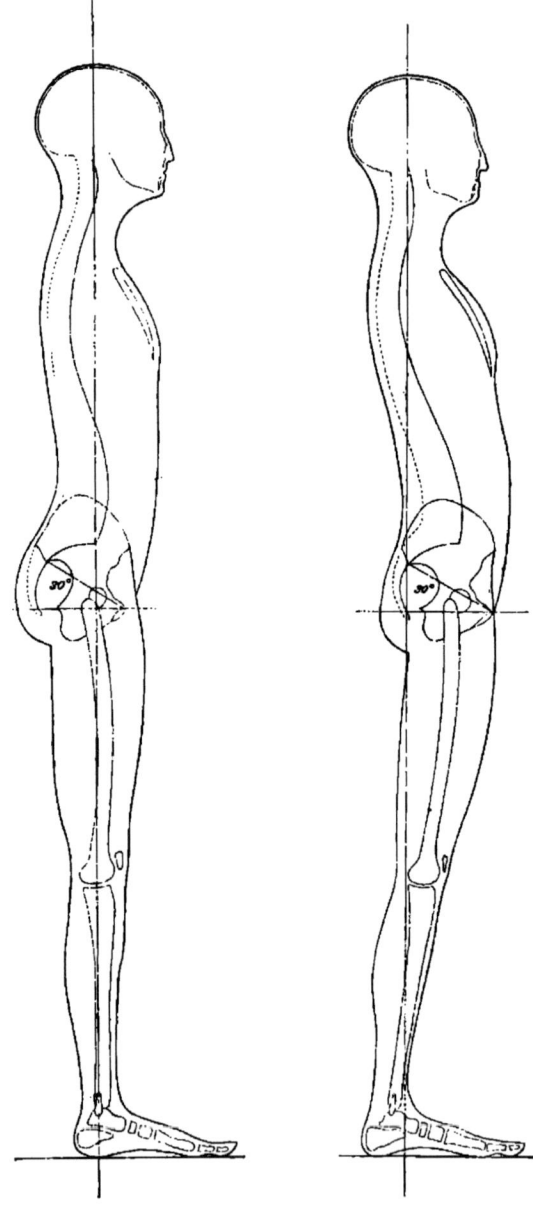

Fig. 3.   Fig. 4.

Körpers 0,87 Cm über dem Promontorium gelegen sei. Beide Bestimmungen sind in so fern ungenau, als sie nur die ungefähre Höhe der Lage des Schwerpunktes über dem Boden angeben, d. h. die Lage der horizontalen Durchschnittsebene des Körpers, in welcher der Schwerpunkt zu finden ist. Nehmen wir nun als selbstverständlich an, dass der Schwerpunkt in der Mittelebene des Körpers gelegen sei, so haben wir durch diese zwei Ebenen als bestimmend erst eine Linie gewonnen, nämlich die Durchschnittslinie beider Ebenen, nicht aber, was wir brauchen, einen Punkt. Für die Bestimmung eines solchen bedarf es aber einer dritten Ebene, welche jene beiden senkrecht durchschneidet. Diese Lücke habe ich auszufüllen gesucht und dadurch die Lage des Schwerpunktes im symmetrischen aufrechten Stehen als in dem zweiten Kreuzwirbelkörper oder dicht über demselben in dem canalis sacralis zu finden bestimmt (Müller's Archiv 1853. S. 524). Absolut genau kann diese Bestimmung nicht sein, indem die Individualitäten des Körperbaues für dieselbe immer einige Schwankungen bedingen müssen; als eine mittlere Bestimmung muss dieselbe aber immer ihre Brauchbarkeit haben. — Diese Thatsache lässt sich nach der Methode, welche ich in meiner Schrift: „Die wechselnde Lage des Schwerpunktes im menschlichen Körper" (Leipzig, Engelmann. 1863) entwickelt habe, für Bestimmung der Lage des Rumpfschwerpunktes in seiner Beziehung zur Hüftaxe in folgender Weise verwenden. — Man benutzt zunächst die in Obigem angeführte Thatsache, dass im aufrechten Stehen die Senkrechte aus der Hüftaxe in die kleine Zehe fällt, um die Seitenansicht eines Beines zu entwerfen und bezeichnet in dieser die Lage des Schwerpunktes der Beine. Auf die Ansicht des Beines setzt man dann die Seitenansicht des Beckens mit einer Konjugataneigung von 60°. Mit diesem hat man dann auch die Lage des allgemeinen Schwerpunktes gegeben. — Man vereinigt nun beide Schwerpunkte durch eine gerade Linie, welche man nach oben fortsetzt; in dieser Linie muss dann der Schwerpunkt des Rumpfes (mit Kopf und Armen) gelegen sein. Man hat alsdann die Skizze zu vollenden, indem man den Rumpf so an das Becken anfügt, dass sein vorher schon in Bezug auf seine Lage in ihm bestimmter Schwerpunkt¹) in jene Linie zu liegen

---

¹) Ueber die Art, wie der Schwerpunkt eines Körpertheiles so genau, wie dieses überhaupt möglich ist, bestimmt werden kann, ist mein: „Die wechselnde Lage des Schwerpunktes" zu vergleichen.

kommt. Die für diesen Zweck etwa nöthige Anpassung der Gestalt des Rumpfes ist dabei nicht etwa durch Aenderung der Beckenneigung zu erreichen, sondern durch Einrichtung der Wirbelsäule, namentlich mit Hülfe der Lendenwirbel, welche in Bezug auf hinten und vorn die grösste Beweglichkeit zeigen; Rumpf und Kopf lässt man dabei in einer passenden Mittelstellung eine feste Lage gegen einander behalten. (Fig. 4.) Ist die Skizze richtig gerathen, so muss die Schwere des Rumpfes (mit Kopf und Armen) zu der Schwere der Beine sich verhalten, wie umgekehrt die Entfernungen der betreffenden Schwerpunkte von dem allgemeinen Schwerpunkt des ganzen Körpers.

Absolute Genauigkeit ist von einer solchen Skizze natürlicher Weise nicht zu verlangen; ist es ja doch nicht möglich, die einzelnen nöthigen Schwerpunkte absolut genau zu bestimmen, und muss man deshalb zufrieden sein, nur eine annähernde Bestimmung gewonnen zu haben. Indessen genügt die Skizze doch vollständig, um den wichtigen Satz festzustellen, dass die Schwerlinie des Rumpfes hinter der Hüftaxe herunterfällt, dass also der Rumpf nicht im labilen Gleichgewicht auf der Hüftaxe ruht.

Zeigt uns nun schon die äussere Betrachtung der Seitenansicht des aufrecht stehenden Körpers, dass die Schwerlinie des Rumpfes nicht in die Hüftaxe fallen kann, sondern hinter derselben hinabfallen muss, so wird die Analyse der Folgen dieses Verhältnisses für die Statik des ganzen aufrecht stehenden Körpers noch mehr Aufforderung geben, die Richtigkeit dieses Satzes anzuerkennen, indem sie erkennen lässt, dass nicht nur auf diese Weise eine ungestörte Ruhehaltung in dem Hüftgelenke als dem Vereinigungspunkte von Rumpf und Beinen möglich ist, sondern dass auch dadurch dem ganzen Bein in der aufrechten Stellung grösserer innerer Halt gewährt wird.

Haben wir gefunden, dass die Schwerlinie des Rumpfes hinter der Hüftaxe herunterfällt, so können wir dieses Verhältniss auf die einfache mathematische Form zurückführen, dass wir den Rumpf als einen Hebel auffassen, dessen Stützpunkt die Hüftaxe ist und an dessen einem Arme in dem Schwerpunkte des Rumpfes die Last aufgehängt ist. Der Schwere folgend würde also der Rumpf in einer Kreisbewegung um die Hüftaxe nach hinten hinunterfallen. Dass dieses nicht geschieht, wird verhindert durch den Widerstand der torquirten Hüftgelenkskapsel und namentlich durch deren vorderen Theil, welcher sich in Folge der Anspannung so sehr entwickelt, dass er in der geläufigen Beschreibung als ein ligamentum ileo-femorale besonders dargestellt wird. Der Widerstand dieses Bandes ist also die an dem anderen Hebelarme wirkende Kraft, welche der Schwerelast des Rumpfes das Gleichgewicht hält; als Hebelarm für diese Kraft ist die Verbindungslinie der Anheftung dieses Bandes an dem Becken mit dem Mittelpunkte des Hüftgelenkes anzusehen. Die Kraft dieses Bandes ist als Widerstand nur eine passive Kraft und nicht eine aktive; sie wirkt also nicht Bewegung gebend, sondern nur Bewegung hemmend; sie wird und muss daher als Gegenkraft wirksam sein können gegen eine jede Last, welche unter der Grenze ihrer Widerstandsfähigkeit ist; sie wird also innerhalb der eben angegebenen Grenze einer jeden Lastgrösse einen solchen Widerstand entgegensetzen, dass damit auch unter sehr wechselnden Belastungsgrössen immer in der gleichen Stellung Ruhe und Gleichgewicht des Hebels gegeben ist. Eine Hebelkonstruktion dieser Art, in welcher also die der Last gegenüberstehende Kraft nur ein Widerstand und nicht eine bewegende Kraft ist, bezeichnen wir aber als einen festgestellten oder fixirten Hebel[1]). Die grossen Vortheile einer solchen Hebelkonstruktion lassen denselben auch im gewöhnlichen Leben vielfach Anwendung finden, z. B. beim Tragen einer Last an einem über die Schulter gelegten Stock etc.

Der Rumpf lastet also als ein „festgestellter Hebel" über der Hüftaxe als Stützpunkt (Hypomochlion), wobei das ligamentum ileo-femorale als feststellender Widerstand dient.

Die Vortheile dieser Einrichtung sind einleuchtend, indem einerseits eine Verlegung des Schwerpunktes des Rumpfes (durch Bewegung des Rumpfes in sich, durch Bewegung des Kopfes, der Arme etc.) in weitem Umfange geschehen kann, ohne dass eine Störung der Ruhe in der Haltung eintritt, vorausgesetzt, dass dabei die Schwerlinie des Rumpfes niemals vor die Hüftaxe zu liegen kommt, — und indem andererseits die Schwere des Rumpfes durch Auflegen von Lasten in hohem Grade vermehrt werden kann ebenfalls, ohne dass eine Störung der Ruhe stattfindet; und die ganz ausgezeichnete Stärke des ligamentum ileo-femorale ist im Stande, sehr bedeutenden Lasten das Gleichgewicht zu halten.

Ist das entwickelte Haltungsgesetz richtig, so muss sich in

---

[1]) Vgl. meine „Statik etc." S. 24 u. 25.

der aufrechten Haltung das Hüftgelenk stets in extremster Streckstellung befinden. Dass dieses in Wirklichkeit der Fall ist, wird
bewiesen durch die gegenseitige Abhängigkeit von Beinstellung
und Beckenneigung, worüber zu vergleichen sind: meine Aufsätze
über Beckenneigung (Reichert und Dübois' Archiv. 1861) und über
die Haltung der Lendenwirbelsäule (Virchow's Archiv XLIII Heft 2).
— Ferner wird es auch durch einen einfachen Versuch bewiesen,
indem es nicht möglich ist, in aufrechter ruhiger Stellung das
Bein durch Bewegung im Hüftgelenk nach hinten zu heben. Zwar
ist scheinbar diese Möglichkeit dennoch vorhanden, indessen ist
dieses doch nur scheinbar; denn die Bewegung eines Beines nach
hinten, welche wir im aufrechten Stehen ausführen können, beruht nur auf einer Beugungsbewegung des Beckens mit dem
gegen dasselbe festgestellt gehaltenen Beine in dem Hüftgelenke
der a n d e r e n Körperseite mit korrigirender Rückwärtsbeugung
in der L e n d e n w i r b e l s ä u l e. Man darf sich da nicht täuschen
lassen, was leicht geschehen kann, wenn man den Versuch damit
anfängt, dass man mit aufstehenden beiden Beinen eine beiderseitige Beckenneigung verbunden mit Lendeneinknickung ausführt
und dann erst das eine Bein wieder in Streckstellung bringt.

Zwar ist es nicht in Abrede zu stellen, dass auch andere
Haltungen des Rumpfes auf den Beinen möglich sind als die soeben ausgeführte, in welcher die Gegenspannung des ligamentum
ileo-femorale das Becken mit dem femur zu einer Knochenkombination [1]) vereinigt; indessen sind alle anderen Haltungen
nur möglich durch antagonistische Arbeit oder Tonuswirkung der
Hüftbeuger und der Hüftstrecker und erfordern deshalb, je nachdem die Haltung des Rumpfes von der aufrechten Haltung ab-
weicht, mehr oder weniger Anstrengung. Sie haben demgemäss
auch entsprechend baldige Ermüdung zur Folge und können deshalb auch nur für eine gewisse Zeit unterhalten werden. Ihnen
gegenüber ist dagegen die oben beschriebene Haltung eine solche,
welche nur in dem Aufbau des Knochengerüstes begründet ist
und deren Unterhaltung keinerlei Muskelkräfte in Anspruch nimmt,
wodurch sie zugleich zur ruhigsten wird. Sie darf deswegen
wohl als diejenige Haltung, welche mit den wenigsten Mitteln zu
Stande kommt, für die n a t ü r l i c h s t e H a l t u n g erklärt werden;
und dass sie wirklich diejenige ist, welche als die gewöhnliche

---

[1]) Ueber den Begriff „Knochenkombination" vgl. meine „Statik etc."
S. 3—4 u. 55—56.

eingehalten wird, beweist die starke Ausbildung des ligamentum ileo-femorale; denn diese kommt nur durch die fortgesetzte angestrengte Spannung zu Stande, indem stärker gezerrtes fibroses Gewebe sich immer stärker entwickelt [1]). Wo der vordere Theil der Hüftgelenkkapsel noch keine Anspannungen erfahren hat, wie bei Neugeborenen, oder keine erfährt, wie bei Quadrupeden, zeigt sich das ligamentum ileo-femorale nicht ausgebildet.

Nach Feststellung des entwickelten Grundgesetzes für die aufrechte Haltung des Körpers entsteht die weitere Frage danach, wie sich hierbei die beiden in bezeichneter Weise gegen einander festgestellten Haupttheile des Körpers in sich selbst verhalten. Was zuerst die Frage nach der Haltung des Rumpfes in sich angeht, so ist diese im Wesentlichen die Frage nach der Gestalt und Haltung der aufgerichteten Wirbelsäule. Diese Frage ist indessen von mir bereits in verschiedenen Arbeiten [2]) einlässlicher behandelt und ich muss mich an diesem Orte um so mehr darauf beschränken, auf jene Arbeiten hinzuweisen, als die ausführlichere Besprechung dieses Themas keinen näheren Einfluss auf die Frage ausübt, deren Besprechung jetzt als unsere Aufgabe dasteht. Es sei deswegen hier nur kurz erwähnt, dass ich zwei extreme Ruhehaltungen der Wirbelsäule aufstellen konnte; eine aufrechtere und eine nach vorn geneigte, welche beide als durch wenige oder gar keine Muskelkräfte unterhalten bezeichnet werden können, — dass ich aber auch zwischen diesen beiden Extremen eine beliebige Zahl von Mittelhaltungen anerkenne, und auch darauf hingewiesen habe, dass und wie weit wir in diesen die Mitwirkung von Muskelkräften finden können und müssen. — Ferner ist zu erwähnen, dass die Haltung der Wirbelsäule nicht eine stets gleichbleibende ist, sondern dass sie mit der Stellung des Beckens (Beckenneigung) wechselt. Ist die Beckenneigung eine geringere, so ist auch die für die Haltung der Wirbelsäule vorzugsweise massgebende Lendenkrümmung eine geringere, — ist sie dagegen eine steilere, dann ist die Lendenkrümmung auch eine stärkere. Es ist wohl kaum

---

[1]) Vgl. Thürler, Studien über die Funktion des fibrosen Gewebes. Diss. Zürich 1884. S. 22—24.

[2]) Horner, Ueber normale Krümmung der Wirbelsäule. Müller's Archiv 1854. — Die Beckenneigung, Reichert u. Dübois' Archiv 1864. — Ueber die Haltung der Lendenwirbelsäule. Virchow's Archiv XLIII Heft 2. — Vgl. auch „Statik etc." S. 214—218.

nöthig, besonders darauf aufmerksam zu machen, dass diese verschiedenen Haltungen der Lendenwirbelsäule nothwendige Kompensationen der Beckenneigung sind, um der Axe des Rumpfes stets eine senkrechte Stellung, dem ganzen Rumpfe demnach eine aufrechte Haltung zu geben. Die verschiedenen Beckenneigungen sind aber das Ergebniss verschiedener Anspannungen des ligamentum ileo-femorale, und diese letzteren werden wiederum bedingt durch die verschiedenen Rotations- und Abduktionsgrade der Oberschenkel in dem Hüftgelenk, wie ich in dem angeführten Aufsatze über die „Beckenneigung" nachgewiesen habe. Auf diese Weise steht also durch das oben entwickelte Haltungsgesetz die Haltung der Wirbelsäule mit der Haltung der Beine in Wechselwirkung.

Für unser Thema wichtiger und direkter auf dasselbe hinführend ist die zweite Frage, diejenige nämlich nach dem Verhalten des Beines in sich in dem aufrechten Stehen. Sehen wir hierbei einmal vorläufig den Fuss als ein Gegebenes an, so wird zuerst in Bezug auf das Kniegelenk und das Fussgelenk zu untersuchen sein, in wie fern in deren Mechanismen solche Elemente gegeben sind, welche in ihrer Haltung bei dem aufrechten Stehen so weit schon für sich fixirend wirken, dass nur noch möglichst wenige Muskelwirkung für die Ausdauer der Haltung thätig sein muss.

Zuerst ist hierbei das Kniegelenk zu berücksichtigen und in Bezug auf dasselbe zu untersuchen, ob in ihm die Bedingungen für eine Fixirung in extremer Streckstellung gegeben seien. Am nächsten liegt es hier, eine solche Bedingung darin erkennen zu wollen, dass die Schwerlinie der oberhalb des Kniees liegenden Theile vor der Flexionsaxe des Kniegelenkes herunterfalle. In starker Vorwärtsneigung des ganzen Körpers in dem Fussgelenk durch Dorsalflexion dieses letzteren mag dieses wohl gelegentlich der Fall sein, indessen ist doch kein Zweifel, dass in der gewöhnlichen aufrechten Haltung die Schwerlinie hinter der Flexionsaxe des Kniees hinabfällt, somit also im Sinne einer flektirenden Kraft auf das Kniegelenk einwirkt. Bedeutende Wirkung in diesem Sinne kann sie jedoch nicht haben, denn jedenfalls fällt sie nicht weit hinter der Flexionsaxe hinab und besitzt demnach nur einen sehr kurzen Hebelarm. Unter diesen Verhältnissen muss aber schon ein sehr geringer Widerstand genügen, um das Eintreten einer Beugung zu verhindern. — Sucht man nach einem solchen Widerstande, so drängen sich zuerst die

Streckmuskeln (m. quadriceps femoris) der Beachtung auf. Man findet indessen, dass diese im aufrechten Stehen nicht kontrahirt sind, denn es ist möglich, die Patella durch Aktion dieser Muskeln noch bedeutend zu heben. Die Patella hat also in dem Stehen nicht ihren höchsten Stand, welcher allein auf Kontraktion (wenn auch nur in Gestalt des Tonus) hinweisen würde. Es werden also andere Widerstandskräfte gesucht werden müssen und wir finden allerdings noch zwei wichtige Momente dieser Art.

Das erste Moment ist die die Streckung des Kniegelenkes abschliessende Schlussrotation, auf welche ich zuerst 1853 [1]) aufmerksam gemacht habe. Dieselbe gründet sich auf die in querer Richtung gebogene Gestalt des vordersten Theiles des inneren condylus femoris und besteht in einer mehr horizontalen Bewegung, durch welche bei ruhendem Femur die Tibia nach aussen, bei ruhender Tibia aber das Femur nach innen rotirt wird. Da diese Bewegung um eine schief aus dem inneren Kondylus des Femur durch den äusseren Kondylus der Tibia gehende Axe zu Stande kommt, so ist in ihr auch zugleich ein streckendes Element vorhanden; sie bildet deshalb eine Vereinigung des letzten Theiles der Streckbewegung mit einem zur Flexionsebene senkrecht stehenden rotirenden Element. Man kann sich von dem Vorhandensein dieser Rotation leicht durch den Versuch überzeugen; gibt man nämlich an dem freien (nicht aufgesetzten) Beine dem Kniegelenk eine kräftige Streckung, so richtet sich mit einem raschen Ruck die Fussspitze nach auswärts [2]). — Es ist unverkennbar, dass diese Schlussrotation ein Hinderniss für die Kniebeugung werden muss, indem eine solche erst dann ausgeführt werden kann, wenn die Schlussrotation wieder aufgehoben ist. — Durch diesen Umstand findet auch die eigenthümliche Anordnung der Muskelgruppe sartorius, gracilis und semitendinosus ihre Erklärung; diese Muskeln sind wesentlich Beuger des Kniegelenkes; durch ihre eigenthümliche Umgreifung der Tibia sind sie aber besonders geeignet, die Kniebeugung durch Aufheben der Schlussrotation einzuleiten; — haben sie dann in zweiter Linie geholfen, die Beugung zu Stande zu bringen, so wirken sie antagonistisch gegen den m. biceps femoris rotirend um die Längenaxe des Unterschenkels. — Durch diese Schlussrotation ist also

[1]) Müller's Archiv 1853, S. 82 u. S. 500.
[2]) Genauere Bestimmung der Bahn für die Schlussrotation habe ich in dem Archiv von His und Braune 1880, S. 289 ff. gegeben.

das Kniegelenk in extremer Streckstellung so fest gestellt, dass
beugende Momente von geringer Kraftwirkung, namentlich wenn
sie keine rotirende Komponente in sich enthalten, nicht leicht die
Streckstellung aufheben können. In dem Späteren wird noch
eine Einrichtung zu erwähnen sein, welche sehr wesentlich darauf
hinwirkt, die Schlussrotation stabiler und widerstandsfähiger zu
machen.

Das zweite fixirende Moment für das Kniegelenk ist durch
den interessanten Apparat gegeben, welchen ich zuerst[1]) als
ligamentum ileo-tibiale beschrieben habe. Derselbe wird
zunächst gebildet durch einen breiten und starken Sehnenstrang,
welcher sich an das tuberculum tibiae an der vorderen Seite des
condylus externus tibiae anheftet und durch seinen hinteren Rand
mit dem ligamentum intermusculare externum femoris verbunden
ist. Man sieht gewöhnlich in oberflächlicher Auffassung diesen
Sehnenstreifen nur als einen verdickten Theil der fascia lata an
und beschreibt ihn auch als einen solchen, obgleich er deutlich
als ein besonderes Gebilde unter der Schenkelfascie gelegen ist;
man sieht nämlich deutlich die querverlaufenden Fasern der Fascie
als eine trennbare äussere Schicht, auf den streng longitudinal
verlaufenden Fasern des ligamentum ileo-tibiale liegen. — In
seinem Ursprunge besteht dieser Apparat aus drei Elementen.
Als Grundlage desselben kann derjenige Theil angesehen werden,
welchem im engeren Sinne der Name ligamentum ileo-tibiale
zukommen dürfte; derselbe wird nämlich durch starke fibrose
Fasern gebildet, welche an dem vorderen Theile der crista ossis
ilei, zunächst der spina anterior superior und von dieser selbst
entspringen und direkt zu dem tuberculum tibiae verlaufen. Die
mechanische Bedeutung des ganzen Apparates für Fixirung der
Kniestreckung ist schon durch diesen Theil allein gegeben, deswegen konnte auch dem ganzen Apparat der Name eines Liga-
mentes gegeben werden. Durch die Senkung des hinter der Hüftaxe gelegenen, durch die Wirbelsäule belasteten Haupttheiles
des Beckens wird nämlich die spina anterior superior cristae ossis
ilei und mit ihr der vordere Theil der crista selbst gehoben; damit wird aber ein Zug auf das Band ausgeübt, welcher, zum
tuberculum tibiae fortgepflanzt, sich als ein Streckzug auf das
Kniegelenk geltend macht und dadurch wesentlich dazu beitragen
muss, die Streckstellung desselben zu fixiren. — Mit dieser Grund-

---

[1]) Müller's Archiv 1853, S. 82.

2*

lage vereinigen sich dann noch zwei starke Muskelsehnen. Vor Allem ist es diejenige des sogenannten m. tensor fasciae latae, welcher, von der spina anterior superior entspringend, auf dem vorderen Theile des soeben beschriebenen fibrosen Zuges liegt und mit seiner Sehne so in diesen übergeht und sich demselben anschliesst, dass man die Faserung der Sehne als einen Haupttheil des an das tuberculum tibiae inserirten Stranges zu erkennen hat. Der genannte Muskel lässt also nicht, wie gewöhnlich angenommen wird, seine Sehnenfasern unbestimmt in die Fascie auslaufen, sondern ist in Wirklichkeit ein an die Tibia inserirter Streckmuskel des Kniees und unterstützt dadurch wesentlich die Wirkung des mit ihm eng verbundenen ligamentum ileotibiale. — In ein ähnliches Verhältniss tritt zu diesem Apparate derjenige kleinere und oberflächlichere Theil des m. glutaeus maximus, welcher in die flache Sehne übergeht, die, über den trochanter major hingeworfen, sich auf die Streckseite des Oberschenkels wendet und sich ebenfalls dem ligamentum ileo-tibiale anschliesst. Der m. glutaeus maximus wird also durch diese Verhältnisse mit einem seiner Bestandtheile ebenfalls Streckmuskel des Kniees und Unterstützer der Wirkung des ligamentum ileo-tibiale.

Was nun weiter das Fussgelenk, d. h. das Gelenk zwischen Astragalus und Unterschenkel angeht, so sind wir auch für dieses im Stande Momente aufzufinden, welche, wenn sie auch nicht gerade als fixirende hingestellt werden dürfen, doch geeignet sind, die ruhige Haltung im Fussgelenk wesentlich zu unterstützen. Eine wirkliche Fixirung darf ja für das Fussgelenk nicht erwartet werden, da fixirte Stellungen stets nur in einer extremen Lagerung des betreffenden Gelenkes gefunden werden können und das Fussgelenk im aufrechten Stehen keineswegs eine extreme Lage haben kann, sondern sich in einer mittleren Lage befinden muss, aus welcher Beugungen sowohl im Sinne der Dorsalflexion als auch im Sinne der Plantarflexion zu Stande kommen können. Eine solche mittlere Lage erscheint ja als eine Nothwendigkeit, wenn man bedenkt, dass die Schwerlinie stets in die Mitte des Fussviereckes fallen muss und dass es vorzugsweise Sache der Bewegungen in dem Fussgelenke ist, dafür zu sorgen, dass der Schwerlinie dieser Ort immer möglichst gesichert sei. Bei stärkerer Rückwärtsneigung des Rumpfes in sich ist deshalb der Winkel zwischen dem Fussrücken und dem Unterschenkel beträchtlich kleiner als bei stärkster Vorwärtsneigung des Rumpfes in sich [1]). Im ruhigen, aufrechten Stehen bildet die Beinaxe gegen die Senkrechte einen Winkel von ungefähr 7 °; bei kürzeren Beinen ist dieser Winkel grösser, bei längeren dagegen kleiner. — Unter solchen Verhältnissen kann also nicht die Rede davon sein, dass das Fussgelenk in extremer Haltung als Knochenkombination festgestellt ist; es muss hier offenbar eine Art von Aequilibrirung durch Muskelthätigkeiten, seien es Kontraktionen, sei es Tonus, stattfinden; — indessen finden sich doch erleichternde Momente für diese Thätigkeit vor.

Bei Ausschliessung einer jeden Nebeneinwirkung müssten die beiden antagonistischen Muskelgruppen, welche durch gegenseitige Kontrolirung und Korrektion Ruhelage in einem Gelenke erhalten, an Kraft oder, da die Masse das Mass der Kraft angibt, an Masse einander wenigstens annähernd gleich sein, und aus einer solchen Gleichheit dürfte dann auch wieder auf eine gleichmässige Bethätigung beider Gruppen an der Erhaltung des Gleichgewichtes oder des Ruhezustandes geschlossen werden, so dass diese als allein diesen Muskeln übertragen gedacht werden kann. Vergleichen wir nun die Masse der beiden auf das Fussgelenk antagonistisch einwirkenden Muskelmassen und benutzen wir dazu die Weber'schen Wägungen [2]), so finden wir das Gesammtgewicht derjenigen Muskeln, welche im Sinne der Plantarflexion wirken, 1052,4 Gramm, — und das Gesammtgewicht derjenigen, welche im Sinne der Dorsalflexion wirken, 207,9 Gramm; — das Kraftverhältniss der ersteren zu demjenigen der letzteren ist also ziemlich genau 5 : 1. — Die Plantarflexoren haben also ein sehr entschiedenes Uebergewicht; hieraus ist aber zu erschliessen, dass ihrer Aktion (Kontraktion oder Tonus) noch ein anderes, im Sinne der Dorsalflexion wirkendes Moment gegenüberstehen muss, wenn Gleichgewichtslage im Fussgelenk stattfinden soll. Ein solches Moment finden wir aber in der aus dem gemeinsamen Schwerpunkt des ganzen Körpers herabfallenden Schwerlinie. A priori lässt sich schon voraussetzen, dass, wenn möglichst ruhiges und sicheres Stehen stattfinden soll, die Schwerlinie möglichst genau in den Mittelpunkt des Fussviereckes fallen müsse, und auf dem Versuchswege habe ich auch gefunden, dass sie etwas mehr als 3 Cm vor dem äusseren Knöchel herabfällt,

---

[1]) Vgl. meine Schrift: Die wechselnde Lage des Schwerpunktes im menschlichen Körper. Leipzig, Engelmann. 1863.

[2]) Mechanik der Gehwerkzeuge, S. 217.

also gerade in die Mitte zwischen Ferse und Metatarsusköpfchen [1]). Ein Theil des die Ruhehaltung in dem Fussgelenk bedingenden Antagonismus wird also von der vor dem Fussgelenk wirkenden Schwere übernommen und das Plus von 4 auf Seite der Plantarflexoren hat der Schwere entgegenzuwirken.

Von anderer Seite wird aber auch durch die Organisation des Fussgelenkes selbst eine, wenn auch nicht sehr bedeutende, Hemmung der Dorsalflexion bedingt und dadurch der dorsalflektirenden Schwerewirkung ein Widerstand entgegengestellt. — Für's Erste ist zu beachten, dass die Astragalusrolle, worauf ich zuerst aufmerksam gemacht habe [2]), hinten schmaler ist als vorn. Darum ist aber ihre Umschliessung durch die beiden Knöchel hinten nicht eine losere als vorn. Die die beiden unteren Enden der Unterschenkelknochen vereinigende Syndesmose befindet sich nämlich in einem solchen Zustande elastischer Spannung, dass die beiden Knöchel die Astragalusrolle auch dann fest umgreifen, wenn die Fussspitze gesenkt ist, die Unterschenkelknochen also mit dem hinteren Theile der Astragalusrolle artikuliren. Einen direkteren Beweis für dieses Verhältniss gewinnt man leicht auf folgende Weise: Man exartikulirt den Astragalus in seinem Gelenk mit dem Unterschenkel und versucht dann, ihn wieder in seine Lage zwischen den Knöcheln einzusetzen; wählt man hierzu den vorderen oder selbst den mittleren Theil der Astragalusrolle, so wird dieses nicht gelingen; den hinteren Theil der Rolle dagegen kann man ohne Mühe zwischen die Knöchel einfügen und kann sodann durch Dorsalflexion auch wieder den vorderen Theil zwischen die Knöchel führen. — Ein recht schöner Kollegienversuch kann ebenfalls den Beweis für die erwähnte Thatsache liefern: Man exartikulirt ein frisches (nicht in Weingeist aufbewahrtes) Bein, an welchem die Muskeln entfernt sind, im Kniegelenk und stellt dann den Unterschenkel mit der Kniegelenkfläche der Tibia aufrecht auf den Tisch; der Fuss fällt dann, der Schwere folgend, in Dorsalflexion hinab, so dass seine Spitze nach unten gerichtet ist; drückt man nun kräftig die beiden Knöchel gegen einander, so führt die Fussspitze eine lebhafte, schlagende Bewegung nach oben aus, weil der breitere vordere Theil der Astragalusrolle dadurch zwischen den Knöcheln nach vorn hinausgetrieben wird. — Es ist nicht zu verkennen, dass die

---

[1]) S. Müller's Archiv 1853, S. 521.
[2]) S. Müller's Archiv 1853, S. 26.

bezeichnete Beschaffenheit der Astragalusrolle der Dorsalflexion des Fusses einen gewissen Widerstand entgegenstellen muss, weil dabei die elastische Spannung der Unterschenkelsyndesmose zu überwinden ist. — Wenn nun auch zugestanden werden muss, dass dieser Widerstand gerade kein sehr bedeutender sein kann, so ist er doch immerhin als ein der Schwere antagonistisch entgegenstehendes Moment zu erkennen und nimmt somit den Plantarflexoren einen Theil ihrer Arbeit ab. — In Späterem wird indessen noch ein Verhältniss zu besprechen sein, welches diesen Widerstand gegen die Dorsalflexion nicht unbeträchtlich zu erhöhen im Stande ist.

Ferner ist die Richtung der Flexionsebene des Fussgelenkes zu beachten. Die Axen beider Gelenke liegen so, dass sie auch bei an einander liegenden Füssen nach vorn stark konvergiren, so dass der Winkel, unter welchem sie sich schneiden, bei der gewöhnlichen, etwas nach aussen gerichteten Stellung der Füsse ungefähr einen rechten Winkel darstellt. Die Flexionsebenen beider Füsse divergiren also nach vorn in dem gleichen Masse. Die Dorsalflexion in dem einzelnen Fussgelenk führt daher den Körper stark zur Seite, und sollten beide Fussgelenke im Sinne einer Dorsalflexion gleichzeitig bewegt werden, so könnte dieses nur geschehen, wenn der Körper sich nach beiden Seiten hin zugleich bewegen könnte, oder wenn wenigstens mit gleichzeitiger Kniebeugung die beiden Unterschenkel nach beiden Seiten hin aus einander weichen könnten. Da nun ersteres unmöglich ist und letzterem die Fixirung des Kniegelenkes entgegensteht, so wird die Schieflage der Astragalusaxe als ein zweites Moment anzusehen sein, welches einer dorsalflektirenden Wirkung der in der Medianebene wirkenden Schwere einen Widerstand bietet und damit die Inanspruchnahme der Plantarflexoren vermindert.

Wenn nun schon die angegebenen Verhältnisse sehr viel dazu beitragen, die beiden Hauptgelenke des Beines mehr oder weniger festzustellen oder deren Beugung Widerstände entgegenzusetzen, so wirkt doch daneben das folgende Verhältniss noch in höherem Grade in derselben Weise auf diese Gelenke ein und erhöht damit ihre Stabilität.

Das ligamentum ileo-femorale hat als oberen Ursprungspunkt die spina anterior inferior cristae ossis ilei und den benachbarten Theil des Pfannenrandes, als unteren Ansatzpunkt aber die linea intertrochanterica anterior des Femur. Sein Verlauf ist also, vom Becken ausgehend, schräg nach aussen und

unten, und in dieser Richtung muss es deshalb denjenigen Widerstand leisten, welcher nothwendig ist, um der auf der entgegengesetzten (hinteren) Seite der Hüftaxe wirkenden Schwerelast das
Gleichgewicht zu halten, — mit anderen Worten: die hinter dem
Hüftgelenk wirkende Schwerebelastung des Beckens wirkt vor
dem Hüftgelenke als Zug auf das obere Ende des ligamentum
ileo-femorale und dieser Zug pflanzt sich durch die Richtung der
Faserung des Verlaufes dieses Bandes auf die linea intertrochanterica anterior des Femur fort, so dass diese dadurch unter eine
Zugbelastung angegebener Art zu stehen kommt. Die in diesem
Bande wirkende schiefe Zugrichtung lässt sich aber in zwei Komponenten zerlegen, nämlich in eine vertikale und eine horizontale. Die
vertikale Komponente ist es allein, welche der Schwerewirkung des Rumpfes Widerstand leistet, — die horizontale
dagegen hat ihre eigene Nebenwirkung, indem sie einen quer nach
innen gehenden Zug auf den Trochanter ausübt. Ein Zug dieser
Art muss aber eine Rotation des Femur um seine Längenaxe zur
Folge haben und zwar eine solche nach innen. Die hinter
dem Hüftgelenk wirkende Schwere gibt also durch
Vermittelung des ligamentum ileo-femorale dem
Femur einen Rotationszug nach innen.

Untersuchen wir nun, welche weiteren Wirkungen dieser Zug
auf das Bein ausüben muss, so haben wir dabei zuerst das Kniegelenk zu berücksichtigen. Die die Kniestreckung abschliessende
Schlussrotation ist, wie oben bereits angegeben, bei feststehender
Tibia eine Rotation des Femur nach innen. Der durch das ligamentum ileo-femorale dem Femur gegebene Rotationszug nach
innen muss also auf dieses im Sinne der Schlussrotation des Kniees
einwirken. In wie fern diese Einwirkung schon bei dem Einnehmen der aufrechten Stellung dazu hilft, die Schlussrotation zu
Stande zu bringen, können wir nicht beurtheilen, indem die
Vollendung der Streckung schon für sich zu derselben führt und
auch schon während der Streckbewegung selbst die Schlussrotation
bereits eingeleitet ist¹); jedenfalls muss aber, wenn die Streckstellung und mit ihr die Schlussrotation erreicht ist, diese letztere
durch den auf dem Femur lastenden Rotationszug nach innen
unterhalten werden, so dass für Auslösung der Schlussrotation
in dem aufrechten Stehen auch noch der Widerstand überwunden

¹) Ueber die Beziehung der Schlussrotation zur Streckbewegung des
Kniees vgl. Archiv von Ihls und Braune 1880, S. 290.

werden muss, welchen die Schwere des Rumpfes zu Gunsten der Erhaltung der Schlussrotation leistet. Die Fixirung des Kniegelenkes wird also durch dieses Verhältniss bedeutend gesteigert.

Die Einwirkung des auf das Femur einwirkenden Rotationszuges beschränkt sich indessen nicht auf das Kniegelenk, sondern erstreckt sich auch noch weiter auf das Fussgelenk. Wenn nämlich die Schlussrotation des Kniegelenkes durch entsprechende Bänderspannungen ihr Ende erreicht hat und das Femur damit gegen die Tibia so fest gestellt ist, dass beide zusammen eine feste Kombination bilden, so muss der horizontale Rotationszug des ligamentum ileofemorale in Fortsetzung seiner Wirkung auch der Tibia einen Rotationszug nach innen mittheilen. Nun ist aber die incisura fibularis der Tibia eine cylindrisch konkave Fläche und die gegenüberliegende Fläche der Fibula ist cylindrisch konvex und zwar mit einem kleineren Krümmungshalbmesser als die entsprechende Fläche der Tibia. Soweit es die zwischen beiden Flächen bestehende Syndesmose gestattet, wird also die Möglichkeit gegeben sein, dass je nach den einwirkenden Ursachen der vordere oder der hintere Rand der incisura fibularis tibiae sich fester an die Fibula anlegt. — Es ist also leicht verständlich, dass der auf die Tibia einwirkende Rotationszug einen solchen Erfolg hat, dass der hintere Rand der incisura fibularis tibiae sich enger an die Fibula anlegt und dass damit die Astragalusrolle noch fester zwischen den beiden Knöcheln eingeklemmt wird, als dieses schon durch die Elastizität der Syndesmose allein geschieht. — Dadurch wird aber der Widerstand gegen eine durch die Schwere hervorgerufene Dorsalflexion des Fusses vermehrt und die Ruhestellung des Fussgelenkes mehr gesichert[1]).

Die hinter der Hüftaxe wirkende Schwere des Rumpfes verstärkt also durch den von ihr indirekt ausgehenden Horizontalzug des ligamentum ileo-femorale die durch die früher besprochenen Verhältnisse bedingte Feststellung des Kniegelenkes und des Fussgelenkes und unterstützt somit das Bein in seinen Widerständen gegen die Einwirkung der Schwere des Rumpfes. Am vollständigsten geschieht dieses in dem Kniegelenk, dessen Feststellung nahezu eine Kombination zwischen Femur und Tibia erzeugt und

---

[1]) Vgl. übrigens noch Müller's Archiv 1853, S. 26, 27, 32, wo ich zuerst das Gesetz des beschriebenen Rotationsdruckes aufgestellt, und meine „Statik und Mechanik des menschlichen Knochengerüstes", wo ich es weiter ausgeführt habe.

... (der Kontraction) werden kann, wenn durch ... vermehrte Dehnbarkeit in Fussgelenk die Schwerlinie ... die Kreuze ... Bemerkenswert ist hierbei noch ... dass sie ... treibt so ... es ... dass die ... der Belastung ... die Würfe der ... gegenüberstehenden Widerstände ... Es ist ein ähnliches Verhältniss wie das ... im ... der ... in welcher auch der Grad der Belastung des Kreuzbeines durch die Figur der Belastung ... den ... der inneren Einlenkung des Kreuz-... zu, ... den Hintheilen bestimmt.

Ferner würde der Fuss als eine gegebene Einheit angesehen und diese Anschauung genügte auch dafür, das in dem Obigen ... ein ... Haltungsgesetz zu begründen. Zur Verständigung des ... der ... er ... es indessen doch nothwendig, das Verhalten des Fusses wenigstens in seinen Grundzügen noch anzureihen.

Der Fuss ist der Urtypus einer Knochenkombination. Die ... zugerechnet, besteht er aus 12 einzelnen Knochen, welche am ... gewöhnten Fusse grossentheils sehr lose gegen einander ... sind, aber in dem Augenblick, in welchem der Fuss ... auf den Boden gesetzt wird, eine einzige als Einheit ... Masse darstellen und zwar allein in Folge des ... Gleichgewichtes zwischen Schwere und Bänder-... der wichtigste Theil des Fusses für diese beiden ... desselben ist der Astragalus zu erkennen, ..., mit dem Unterschenkel verbundener Theil ... Stehen zunächst die Belastung aufnimmt und ... dem übrigen Fusse überträgt, so dass dieser sie wieder ... übertragen kann.

... man den Astragalus aus einem Fusse heraus, so findet man, dass der übrige Fuss, zunächst die Fusswurzel, einen unvollständigen Ring darstellt. Zu diesem Ringe reihen sich drei Elemente an einander, nämlich Kalkaneus, Kuboides und der Komplex der Kuneiformia mit dem Navikulare. Die Unvollständigkeit ist dadurch gegeben, dass die beiden Endpunkte dieser ringförmigen Kette, Kalkaneus und Navikulare sich nicht unmittelbar an einander reihen, sondern durch eine grosse Lücke von einander getrennt sind. Nur das lange und breite und zugleich sehr starke Ligamentum calcaneo-naviculare verbindet sie, die Lücke von unten abschliessend. Die genannten drei Elemente zeigen unter diesen Verhältnissen eine grosse Beweglichkeit gegen einander, insbesondere zeigt der Kalkaneus eine sehr freie Beweglichkeit gegen das Kuboides und selbstverständlich auch gegen das Navikulare. — Sobald man nun aber den Astragalus wieder an die ihm gebührende Stelle einfügt, wird das Navikulare mit den Kuneiformia nach vorn und der Kalkaneus nach hinten gedrängt bis das ligamentum calcaneo-naviculare gespannt ist; durch diese Verschiebung schliessen sich die beiden genannten Elemente enger an das Kuboides an und der Ring ist nun durch Einfügung des Astragalus als eines vierten Elementes in sich unbeweglich festgestellt.

Was hier in dem Versuche geschieht, geschieht auch im Leben bei der verschiedenen Verwendung des Fusses. Der frei-schwebende Fuss fällt, der Schwere folgend, um die schiefe Astragalusaxe mit seinem äusseren Rande hinab und der Kopf des mit dem Unterschenkel in Bezug auf seitliche Bewegung un-verändert verbunden bleibenden Astragalus wird dadurch von aussen her entblösst oder, wie man es leichter auffasst, er tritt auf der Aussenseite des Fussrückens als ein Wulst hervor. Indem er aber damit zugleich aus der festen Einklemmung zwischen Kalkaneus und Navikulare gelöst wird, wird das ligamentum calcaneo·naviculare abgespannt und die freiere Beweglichkeit zwischen den Elementen der Fusswurzel ist hierdurch gestattet. — Sobald aber der Fuss auf den Boden gesetzt wird, wird zuerst der gesunkene Aussenrand des Fusses sowie die ganze im Sinne der Plantarflexion gesunkene Fussspitze, durch den Gegen-druck des Bodens gehoben, bis auch die Ferse den Boden be-rührt. Diese Bewegung schiebt schon das Navikulare wieder über den Kopf des Astragalus und der durch diesen an dem gesenk-ten Fusse auf dem Fussrücken gebildete Wulst verschwindet wieder. Der Astragalus ist somit wieder in seine Verbindungen mit dem Kalkaneus und dem Navikulare gebracht, aber die für die Feststellung des Fusses in sich nothwendige Einklemmung hat er noch nicht erreicht, denn diese gibt ihm erst die Belastung durch die Schwere. Das erste soeben geschilderte Stadium der Einstellung des Astragalus ist z. B. schon erreicht, wenn im Sitzen der Fuss ohne Druck flach auf den Boden gestellt wird. Das zweite Stadium aber, durch welches der Fuss wirklich tragfähig gestaltet wird, wird erst erreicht, wenn der Fuss im Stehen die ganze Schwerebelastung aufnimmt; denn durch diese wird erst der Astragalus in diejenige Lage gebracht, in welcher er das

Maximum der Spannung des ligamentum calcaneo - naviculare bedingen kann. Zunächst wird nämlich der Körper des Astragalus
durch die Schwere über die schiefe Gelenkfläche auf dem Körper
des Kalkaneus nach unten getrieben und zwar geschieht diese
Bewegung drehend um die schiefe Axe des Astragalus, so dass
dadurch der Kopf des Astragalus tiefer in der Richtung gegen
innen in die Höhlung des Navikulare hineingeschoben und dieses
dadurch mehr von dem Kalkaneus weggedrängt wird. Dass hierbei die schraubenförmige Gestalt des Astragaluskopfes eine wichtige Rolle spielt, habe ich in meiner „Statik etc." S. 385 gezeigt. —
Die Schwerebelastung des Astragaluskörpers bringt zwar für sich
allein diese für die Feststellung des Fusses in sich nothwendige
Lagerung des Astragalus hervor und unterhält sie auch durch ihre
vertikale Wirkung; aber sie wird noch bestimmter gegeben und
zugleich fixirt durch die indirekte Wirkung der Schwere des
Rumpfes. Der oben beschriebene Rotationsdruck nach innen,
welchen das ligamentum ileo - femorale dem ganzen Beine mit-
theilt, muss nämlich, wie er sich von dem Femur auf die Tibia
fortpflanzt, so auch von dem Unterschenkel auf den Astragalus
übertragen werden und diesem eine Drehung geben, durch welche
sein Kopf nach innen bewegt wird. Dieser Rotationsdruck muss
also einerseits die Kraft, mit welcher die Drehung ausgeführt
wird, vermehren und muss andererseits für die Dauer des Stehens
den Astragaluskopf in der nöthigen Lage sicherer festhalten.

Uebersicht über die statischen Beziehungen des Fusses.

In dem vorigen Abschnitte wurde entwickelt, wie die Schwere des Körpers im aufrechten Stehen bis zu den Füssen hinabgeleitet wird und sich auf die Füsse überträgt. Zur Ergänzung des Bildes war dann auch zuletzt noch zu untersuchen, wie die Schwerewirkung direkt und indirekt, zunächst durch Beeinflussung des Astragalus, in dem Knochenkomplexe der Fusswurzel solche Veränderungen erzeugt, dass dadurch die Fusswurzel zu einer festgestellten Kombination wird, welche, als Ganzes wirkend, geeignet ist, die Schwere des Körpers zu tragen. Es ist aber nicht zu verkennen, dass es dem Fusse durch seine Organisation gestattet ist, die Schwerebelastung in verschiedener Weise auf den Boden zu übertragen und zwar in den vier Arten, welche bezeichnet werden können als:

1) Sohlenstand,
2) Grosszehenstand,
3) Kleinzehenstand,
4) Fersenstand.

Von diesen vier Arten der Uebertragung ist die letztere, der Fersenstand, die einfachste und am leichtesten verständliche. Sie kommt dadurch zu Stande, dass durch Muskelthätigkeit (m. tibialis anterior, m. peronaeus tertius, m. extensor digitorum communis, m. extensor hallucis longus) der Fuss in das Maximum der Dorsalflexion gebracht und in diesem festgehalten wird. Der Astragalus, in dem Maximum seiner Dorsalflexion festgehalten, ist dabei mit dem Unterschenkel zu einer vorübergehenden Einheit verbunden und ebenso bildet er, in dem Maximum seiner Einwärtsrotation gegen den Kalkaneus festgestellt, mit diesem eine vorübergehende Einheit. Diese beiden Knochen, in ihrer unbeweglichen Feststellung unter einander und als eine Einheit auch mit dem Unterschenkel in Feststellung verbunden, bilden dann eine unmittelbare Fortsetzung des Unterschenkels, und die von dem Astragalus aufgenommene Schwerebelastung wird dann sogleich dem Kalkaneus und durch diesen dem Boden übertragen. — Diese Art des Stehens, wegen geringer Unterstützungsfläche unsicher und wegen der damit verbundenen Muskelanstrengung mühsam, wird wohl gelegentlich aus irgend welcher zufälligen Ursache vorübergehend geübt, kann übrigens niemals als eine typische Form angesehen werden, namentlich da in ihr der Fuss als ein gegliederter Apparat gar nicht zur Geltung kommt, sondern recht eigentlich ausser Thätigkeit gesetzt ist. — Als pathologische Erscheinung kommt sie, durch sogenannte Kontrakturen erzeugt, in Gestalt des „Hackenfusses" zur Beobachtung. Ihr Zerrbild bietet ein Bein dar, an welchem eine gelungene Resektion des Fusses nach Pirogoff ausgeführt worden ist, in welchem also der Körper des Kalkaneus mit den Unterschenkelknochen zu einer synostotischen Einheit verbunden ist.

Ungleich wichtiger und bedeutender sind die drei anderen Arten des Stehens, von welchen der Sohlenstand zunächst in statischer Beziehung wichtig wird, weil er die gewöhnliche Art ist, wie der Fuss die Schwere auf den Boden überträgt, während die beiden Arten des Zehenstandes zwar auch statische Bedeutung gewinnen, indem sie häufig für längere Zeit eingehalten werden, aber ihre Hauptbedeutung doch als ein Theil der Gehbewegung besitzen.

In dem Sohlenstand nimmt der Fuss die Schwere als ein tragendes Gewölbe auf, dessen Fusspunkte hinten die tubercula calcanei und vorn die Metatarsusköpfchen sind; die Zehen kommen hierbei nicht zur Geltung. Den Scheitel des Gewölbes bildet der Astragalus, dieser nimmt die Belastung auf und überträgt sie den beiden genannten Fusspunkten, von welchen sie dann dem Boden übertragen werden. Würde die Höhe des Astragalus gerade in der Mitte der Länge des Fusses (ohne die Zehen) gelegen sein, so würde die Lastvertheilung ganz gleichmässig auf die tubercula calcanei und auf die Metatarsusköpfchen stattfinden. Da aber die Höhe des Astragalus nicht unbeträchtlich hinter der Mitte des Fusses gelegen ist, so muss die Vertheilung eine ungleiche sein, und es ist von Interesse zu wissen, wie stark ein jeder der beiden Fusspunkte des Gewölbes belastet ist. Um darüber Belehrung zu finden, habe ich an einem individuellen skeletirten Fuss, welcher fest und richtig zusammengesetzt war, den Mittelpunkt der Astragalusrolle auf eine Fläche, welche den aufgesetzten Fuss trug, projizirt, ebenso einen mittleren Punkt zwischen den beiden tubercula calcanei, und ferner die Mittelpunkte der capitula ossium metatarsi. Die Linie, welche den Fersenpunkt mit dem Astragaluspunkt vereinigte, wurde dann nach vorn fortgesetzt, bis sie die Reihe der Projektionen der Metatarsusköpfchen durchschnitt, was zwischen der zweiten und dritten Zehe geschah. Der vordere Theil dieser Linie (zwischen Astragalus und Metatarsusköpfchen) betrug dann 120 Mm und der hintere Theil (zwischen Astragalus und Ferse) 40 Mm. Die Belastung der Ferse ist also dreimal so gross wie die Belastung der Metatarsusköpfchen. Nehmen wir nun die ganze Körperschwere zu 60 Kg an, so haben beide Fersen zusammen 45 Kg zu tragen und das Metatarsusende beider Füsse zusammen 15 Kg, oder die einzelne Ferse 22,5 Kg und das Metatarsusende des einzelnen Fusses $7\frac{1}{2}$ Kg. — In weichem Boden sinkt deswegen auch die Ferse tiefer ein[1]).

Bei der allgemeinen Sitte, Absätze unter den Fersen zu tragen und dadurch die Fersen höher zu stellen, dürfte es von Interesse sein zu wissen, wie durch dieses Verhältniss die gegenseitigen Beziehungen der Belastungen abgeändert werden. Ich habe deshalb den bezeichneten Fuss mit der Ferse höher gestellt, bis die untere Grenzlinie des Kalkaneus ungefähr horizontal lag; die Hebung der tubercula calcanei betrug dann 33 Mm. — Auf die horizontale Bodenfläche wurden dann in oben angegebener Weise die drei massgebenden Punkte projizirt und die Abstände derselben gemessen. Der vordere Theil der Linie (Metatarsustheil) mass jetzt 104 Mm und der hintere (Fersentheil) 52 Mm. Hieraus ergibt sich, dass mit Unterstützung durch einen solchen Absatz die Ferse nur noch das Doppelte von der Belastung der Metatarsusköpfchen zu tragen hat, diesen letzteren aber mehr Belastung aufgebürdet wird. Für die oben angenommene Körperschwere von 60 Kg gestaltet sich die Vertheilung

---

[1]) Vgl. Beely, Zur Mechanik des Stehens. — Langenbeck's Archiv XXVII. S. 12 der Abhandlung.

so, dass die einzelne Ferse 20 Kg zu tragen hat und das Metatarsusende des einzelnen Fusses 10 Kg.

Der Einfluss, unter welchen ein in sich festgestellter belasteter Fuss gestellt ist, wird demnach durch drei Kräfte bedingt, nämlich durch die halbe Schwerelast des Körpers, welche senkrecht von oben auf den Astragalus einwirkt, und durch den senkrecht von unten her auf die Metatarsusköpfchen und auf die Ferse einwirkenden Gegendruck des Bodens, welcher entsprechend der von diesen beiden Punkten empfangenen Belastung ist, so dass er beim Stehen auf flachen Sohlen (ohne Absatz) für die Ferse etwa dreimal so stark ist, als für die Metatarsusköpfchen.

Genau genommen ist die auf den Astragalus wirkende Belastungsrichtung wegen der Vorwärtsneigung der Beine nicht ganz senkrecht; die horizontale Komponente dieser Richtung ist aber so unbedeutend, dass sie ohne wichtigen Fehler unbeachtet bleiben kann.

In dem Grosszehenstand wird die ganze dem Astragalus übergebene Belastung von der grossen Zehe allein getragen, für welchen Zweck der Fuss in besonderer, geeigneter Weise eingerichtet wird. Der ganze Fuss befindet sich in dem Maximum der Streckung (d. h. Minimum der Dorsalflexion), so dass von der Seite gesehen seine Längenaxe annähernd in Kontinuität mit der Längenaxe des Unterschenkels gestellt ist. Dieses genügt aber noch nicht, sondern die grosse Zehe ist auch, und zwar durch Wirkung des m. peronaeus longus, stark nach aussen und hinten gezogen. Durch den Zug nach aussen wird die grosse Zehe so gestellt, dass sie von vorn gesehen mit ihrer Längenaxe ebenfalls annähernd in die Kontinuität der Längenaxe des Unterschenkels gerückt ist, — und durch den Zug nach hinten, welcher die Basis ihres Metatarsusknochens trifft, wird die Reihe der Knochen zwischen Unterschenkel und grosser Zehe (Astragalus, Navikulare, cuneiforme I und II, Metatarsusknochen) konvex nach vorn gewölbt und dabei zugleich das capitulum ossis metatarsi I mehr nach hinten gerückt und der Fortsetzung der Längenaxe des Unterschenkels möglichst genähert. Der ganze ebengenannte Knochenkomplex nimmt demnach die Schwerebelastung nach Art einer aufrecht stehenden Feder auf und gewinnt damit eine gewisse Aehnlichkeit mit einer der Krümmungen der Wirbelsäule, z. B. der Lendenkrümmung. — Das Metatarsusköpfchen I könnte nun zwar die Belastung direkt durch Vermittelung der unter ihm liegenden Sesambeine dem Boden übertragen, dann müsste aber die Schwerlinie genau in seinen Mittelpunkt fallen, und in diesem Falle hätten wir in diesem Metatarso-Phalangalgelenk wieder eine in labilem Gleichgewicht äquilibrirende Haltung, welche für eine möglichst ruhige und sichere Stellung doch vermieden werden muss. Deshalb nimmt auch die grosse Zehe eine extreme dorsalflexorische Stellung ein und die Schwerlinie des Körpers fällt vor dem Metatarso-Phalangalgelenk I in das Viereck, welches durch die beiden flach an dem Boden liegenden grossen Zehen bezeichnet wird. Die beiden grossen Zehen wiederholen also in diesem Verhältniss im Kleinen die Beziehung, welche in dem Sohlenstande die ganzen Füsse für die Aufnahme der Schwerlinie zeigen. — Durch die Annahme der maximalen Dorsalflexion der grossen Zehe wird aber der ganze in sich festgestellte Komplex des Fusses und des Unterschenkels so weit nach vorn geneigt, dass die Schwerlinie des Körpers, wenn dieser mit gestreckten Knieen folgen wollte, vor das durch die grossen Zehen gewährte Unterstützungsviereck fallen würde; es wird deshalb nothwendig und ist regelmässig begleitend für den Grosszehenstand, dass eine leichte Beugung des Kniegelenkes den angegebenen Umstand kompensirt. — Die kleinen Zehen stehen bei dieser Art von Stehen in einer Reihe nach hinten und aussen geordnet und berühren zwar den Boden, jedoch ohne eine Belastung zu erfahren, aber immer bereit bei seitlichen Schwankungen eine Stütze zu gewähren.

Der Einfluss, unter welchen der Fuss bei dem Grosszehenstand gestellt ist, wird demnach durch zwei auf ihn einwirkende Kräfte bestimmt, nämlich durch die auf den hinteren Theil des Astragalus wirkende Schwere des Körpers und durch den auf die grosse Zehe wirkenden Gegendruck des Bodens, dessen Grösse entsprechend der Belastungsgrösse für die einzelne grosse Zehe der halben Schwere des Körpers gleich ist.

———

In dem Kleinzehenstande wird die ganze, dem Astragalus übergebene Belastung von sämmtlichen kleinen Zehen getragen. Die Verhältnisse sind hier ähnliche, wie in dem Grosszehenstande. Der Fuss befindet sich gegen den Unterschenkel in dem Maximum der Streckung, dabei ist aber der äussere Fussrand (durch Wirkung des m. tibialis posterior) nach hinten und unten gezogen,

3

so dass die Mitte der Reihe der kleinen Zehen annähernd in die Fortsetzung der Längenaxe des Unterschenkels fällt. Die Belastung wird dann von dem Astragalus aus durch das Navikulare, die cuneiformia und das Kuboides auf alle Metatarsusknochen der vier kleinen Zehen bezw. deren Köpfchen übertragen. Diese Zehen befinden sich aus demselben Grunde, wie beim Grosszehenstande die grosse Zehe, im Maximum der Dorsalflexion gegen den Metatarsus und gewähren dadurch der Schwere eine ziemlich grosse Unterstützungsfläche. Zwischen dem Unterschenkel und den kleinen Zehen ist dabei die nun in ihrer Längenrichtung tragende Fusswurzel mit den Metatarsusknochen nach vorn konvex gewölbt, wie dieses für den Grosszehenstand bei den Knochen des Grosszehenrandes des Fusses der Fall ist. — Die Kompensation der Dorsalflexion der Zehen durch eine leichte Kniebeugung nöthigt sich hier nicht so sehr auf, wie bei dem Grosszehenstande, weil die Unterstützungsfläche etwas weiter nach hinten liegt.

Der Einfluss, unter welchen der Fuss bei dem Kleinzehenstande gestellt ist, ist durch dieselben beiden Kräfte gegeben, wie in dem Grosszehenstande, nämlich durch die Belastung des Astragalus und den Gegendruck des Bodens, welcher aber hier entsprechend der Vertheilung der Belastung auf alle einzelnen Metatarsusköpfchen auch auf diese alle einzeln zurückwirkt, und zwar in entsprechender Vertheilung seiner Grösse.

Uebersicht über die mechanischen Beziehungen des Fusses.

Die lokomotorische Thätigkeit des Fusses besteht aus zwei gesonderten Aktionen, welche jede für sich einzeln auftreten und der Lokomotion dienen können, welche aber für Erzielung des grössten Erfolges sich auch unmittelbar aneinanderreihen können, so dass der Uebergang von der einen in die andere kaum zu erkennen ist. Obgleich beide der Hauptsache nach durch dieselben Muskeln ausgeführt werden, ist es doch nothwendig, dieselben grundsätzlich auseinander zu halten.

Diese beiden Aktionen sind:

1) Hebung des Körpers.
2) Abstossen von dem Boden.

Beide müssen in verschiedener Weise modifizirt auftreten können, indem die lokomotorische Thätigkeit des Fusses sowohl aus dem Sohlenstande als aus einem der beiden Zehenstände beginnen und mit Beibehaltung der einzelnen diesen Formen des Stehens entsprechenden Haltung des Fusses im jeweiligen Aufsetzen desselben auf den Boden fortgesetzt werden kann.

Das Gehen in dem Fersenstand kann füglich ausser Acht gelassen werden, da hierbei eine Thätigkeit des Fusses durchaus nicht beobachtet wird und das im Fersenstand befindliche Bein, etwaige gelegentliche Anwendung von Knie- und Hüftbewegung abgerechnet, nicht anders arbeitet als ein Stelzbein.

Untersuchen wir zuerst die beiden Aktionen in ihrer Wirkung bei dem Sohlengang und in ihrem hierbei zu erkennenden gegenseitigen Verhältnisse.

Die Muskeln, welche hier in Rede kommen, sind die Fussstrecker, d. h. diejenigen Muskeln, welche den Fuss durch plantar-

8*

flexorische Bewegung aus der dorsalen Flexion in die Strecklage (Senkung der Fussspitze) überführen. — Wirken diese Muskeln an dem freischwebenden Beine, so bewirken sie nur Senkung der Fussspitze, d. h. Streckstellung des Fusses gegen den Unterschenkel, soweit dieses möglich ist, etwa noch verbunden mit einer mehr oder weniger ausgesprochenen Rotation des Fusses um seine Längenaxe. — Ist indessen der Fuss auf den Boden gesetzt, so muss zwar bei der Aktion dieser Muskeln dieselbe Wirkung eintreten, kommt aber nothwendiger Weise in anderer Weise in die äussere Erscheinung, nämlich als Hebung des ganzen Körpers in einem Bogen um die ruhende Fussspitze. Da die Fussspitze als Mittelpunkt dieser Bewegung nach vorn liegt, so muss auch die Bewegungsrichtung des Hebebogens eine nach vorn führende sein; — hierauf beruht ein Theil der lokomotorischen Wirkung der Fusshebung, denn der ganze Körper wird dadurch, wenn auch nur wenig, nach vorn geführt; — bedeutendere Wirkung tritt aber dann hervor, wenn die bogenförmige Hebebewegung so weit geführt wird, dass der Schwerpunkt des Körpers nicht mehr unterstützt ist; denn dann fällt der Körper nach vorn, und wenn dann das andere Bein vorgesetzt den Fall aufhält, dann ist ein Schritt gemacht. Die Hebung kann also für sich allein lokomotorisch wirken.

Die Muskeln, welche hier in Rechnung kommen, zerfallen in zwei Gruppen, deren jede nach einem anderen mechanischen Gesetze die angegebenen Erscheinungen hervorruft.

Die eine Gruppe wird durch die Wadenmuskeln gebildet, m. gastrocnemii und m. soleus (der m. plantaris kann füglich als zu unbedeutend ausser Acht gelassen werden). Indem diese von dem Femur bezw. von den Unterschenkelknochen entspringen, müssen sie durch Näherung des processus posterior calcanei, an welchen sie sich ansetzen, eine Flexion der Ferse gegen den Unterschenkel hervorbringen, so dass der Winkel zwischen diesen beiden Theilen spitzer wird; der Winkel zwischen dem vorderen Theile des Fusses und dem Unterschenkel muss aber dadurch ein stumpfer werden, d. h. der Fuss muss in Streckstellung kommen. Diese Wirkung muss nothwendiger Weise bei der Kontraktion der Wadenmuskeln hervortreten; es hängt indessen von Nebenumständen ab, wie diese Wirkung als Haltung des Körpers in die Erscheinung tritt.

An dem freischwebenden Beine wird einfach die Fussspitze gesenkt und zwar dient dabei die Axe der Astragalusrolle als Hypomochlion, hinter welchem die Muskeln durch Zug nach oben wirken, vor welchem daher die Fussspitze in Folge dieses Zuges nach abwärts geführt werden muss.

Ist dagegen der Fuss flach auf den Boden gesetzt, so ändert sich damit das Verhältniss. Die Fussspitze kann jetzt nicht mehr gegen unten geführt werden, weil sie durch den Gegendruck des Bodens daran gehindert und somit durch ihr Andrängen an den Boden an diesem festgestellt wird. Die Flexionsbewegung zwischen Unterschenkel und Ferse wird aber dadurch nicht gehemmt und kann auf zweierlei Weise in die Erscheinung treten, je nachdem der Unterschenkel oder die Ferse das punctum mobile ist. — Ist der Unterschenkel das punctum mobile, so wird dieser nach hinten zurückgezogen, wie dieses z. B. in der Fechtübung an dem vorgesetzten Beine geschieht, wenn aus der Ausfallstellung zurückgewichen wird, ohne dass der Fuss zurückgezogen wird. — Anders ist es dagegen, wenn die Ferse als punctum mobile dient. Dann wird der Fuss aus dem zweiarmigen Hebel, den er an dem freischwebenden Beine dargestellt hat, zu einem einarmigen Hebel, dessen Hypomochlion die Fussspitze ist. Die Last wirkt nach abwärts in dem Fussgelenk und die Kraft nach aufwärts an der Ferse, und zwar verhält sich dann, wie die oben (S. 31) angegebenen Messungen lehren, der Hebelarm der Kraft zu demjenigen der Last ungefähr wie 4:3. Der Zug der Wadenmuskeln muss unter diesen Verhältnissen die auf dem Astragalus liegende Last der Körperschwere und somit den ganzen Körper nach oben und vorn heben. — Es entsteht jetzt nur die Frage, unter welchen Bedingungen die Flexionsbewegung zwischen Ferse und Unterschenkel auf die eine oder auf die andere Weise in die Erscheinung tritt. Die Frage wird beantwortet sein, sobald ermittelt ist, durch welche Umstände es ermöglicht ist, dass der Unterschenkel zum punctum fixum wird, während es doch natürlicher erscheint, dass er der am Boden liegenden, durch die Körperschwere belasteten Ferse gegenüber sich als punctum mobile verhalte. Der Zug der Wadenmuskeln muss sich an beiden Ansatzpunkten gleich stark zeigen und derjenige Punkt muss dann als punctum fixum erscheinen, welcher der Bewegung durch diesen Zug am meisten Widerstand entgegensetzt. Suchen wir nun nach einem solchen Momente, welches, auf den Unterschenkel einwirkend, diesen verhindert, dem durch die Wadenmuskeln gegebenen Zuge nach hinten zu folgen, so finden wir als solches die vor dem Fussgelenk herabfallende

Schwerlinie des Rumpfes, und zwar muss diese um so mehr
Widerstand bieten, je weiter nach vorn sie herabfällt, weil in
demselben Verhältniss ihr den Unterschenkel nach vorn hinab-
drückender Hebelarm grösser wird. — Soll also durch Wirkung
der Wadenmuskeln der ganze Körper so erhoben werden, dass
er in einen Zehenstand gebracht wird, so muss die Schwerlinie
des Rumpfes v o r dem Fussgelenk hinabfallen, und die Arbeit
des Hebens wird den Wadenmuskeln um so mehr erleichtert,
je weiter nach vorn dieses geschieht, weil dadurch einerseits ihr
punctum fixum an dem Unterschenkel bestimmter festgestellt wird,
und weil andererseits, je weiter nach vorn die Schwerlinie liegt
und je mehr dem entsprechend die Tibia nach vorn geneigt ist,
um so geringer die vertikale, eigentlich belastende Komponente
des Druckes der Tibia auf den Astragalus sich herausstellt. —
Selbstverständlich wird dagegen, wenn die Schwerlinie h i n t e r
dem Fussgelenk herunterfällt, bei der Kontraktion der Wadenmuskeln nicht nur der Unterschenkel durch diese nach hinten
hinabgeführt werden, sondern die Wirkung der Schwere wird
dann auch noch die Thätigkeit der Wadenmuskeln in dem gleichen
Sinne unterstützen.

Der Druck, unter welchem die Fussspitze als Hypomochlion
steht, muss, da die gestaltverändernde Bewegung um die Axe
der Astragalusrolle geschieht, eine tangentiale Richtung zu dem
Kreisbogen besitzen, welchen die Fussspitze beschreiben würde,
wenn sie frei beweglich wäre; er wird deshalb eine Richtung
nach hinten unten haben und seine Komponente „nach unten"
wird im Anfange der Hebung vorherrschen, während am Ende
derselben die Komponente „nach hinten" überwiegen wird. In
der gleichen Richtung, jedoch im entgegengesetzten Sinne wirkend, macht sich dann der Gegendruck des Bodens geltend. —
So lange die Hebung mit einer gewissen Ruhe geschieht, muss
das Verhältniss zwischen Fussspitze und Boden das angegebene
Verhältniss des Druckes und Gegendruckes bleiben. Sobald aber
eine lebhafte ruckweise Kontraktion der Wadenmuskeln ausgeführt
wird, muss sich das Verhältniss ändern. Zwar wird dieser Ruck
ebenso wie die ruhigere Kontraktion den ganzen Körper heben,
das Trägheitsmoment der Schwere wird aber in dem ersten
Augenblicke noch einen gewissen Widerstand leisten, so dass der
von den Muskeln ausgeübte ruckweise Zug sich auch in der
Fussspitze als ein schneller und heftiger Druck gegen den Boden
geltend machen muss. (Stände der Fuss nicht in Berührung mit

dem Boden, sondern wäre er, wenn auch nur sehr wenig, von dem Boden entfernt, so würde statt des eben gebrauchten Ausdruckes: „schneller und heftiger Druck" der Ausdruck „Schlag" haben gebraucht werden können, welcher die Art des Eindruckes der Fussspitze auf den Boden leichter würde haben verstehen lassen.) Diesem Druck entsprechend zeigt sich dann auch die Reaktion des Bodens nicht mehr blos Widerstand leistend, sondern direkt abstossend, und zwar muss die Richtung des Abstossens entsprechend sein der Richtung des von der Fussspitze ausgeübten Druckes, sie wird also, wenn noch wenig Fussstreckung vorhanden ist, sich mehr der Senkrechten nähern, wenn aber ein höherer Grad von Fussstreckung vorhanden ist, mehr der Wagerechten. In dem ersten Fall wird durch den Rückstoss des Bodens der ganze Körper mehr nach oben geworfen, in dem zweiten Fall aber mehr nach vorwärts. Dieser Rückstoss erhält demnach ebenfalls eine lokomotorische Bedeutung und man bezeichnet, die Muskelbewegung, welche ihn hervorruft, als das Erkennbare in's Auge fassend, seine Erscheinung als abstossende Bewegung durch Muskelthätigkeit.

Eine solche abstossende Bewegung kann aus der vollständigen Ruhe in dem flachen Sohlenstand oder in mehr oder weniger Hebung der Ferse ausgeführt werden und genügt dann für sich zur Lokomotion, wie in dem Eillaufe, welcher nur durch eine Reihe solcher abstossender Bewegungen abwechselnd durch den rechten und den linken Fuss ausgeführt wird.

So kann also die Hebung für sich und die abstossende Bewegung für sich Lokomotion vermitteln, gewöhnlich aber erscheinen sie durch Aneinanderreihung mit einander verbunden, indem eine ruhigere hebende Bewegung in eine rasche abstossende Bewegung übergeht.

Die zweite Gruppe wird durch diejenigen Muskeln gebildet, welche vom Unterschenkel entspringend hinter den Knöcheln hindurch zu Theilen des Fusses gehen, m. tibialis posterior, m. peronaeus longus und brevis, m. flexor digitorum communis longus, m. flexor hallucis longus.

Auch diese Muskeln senken die Fussspitze, wenn sie an dem freischwebenden Beine in Wirkung treten, wobei ihnen ihre Berührung mit dem Knöchel bezw. dem Astragalus oder Kalkaneus als Rolle für Ablenkung der Zugrichtung dient.

Ist dagegen der Fuss auf den Boden aufgesetzt, so werden die Verhältnisse in ähnlicher Weise abgeändert, wie dieses oben von den Wadenmuskeln besprochen wurde. Fällt die Schwerlinie hinter dem Fussgelenk hinab, so wird der Unterschenkel punctum mobile und als solches nach hinten hinunter gezogen. Fällt dagegen die Schwerlinie vor dem Fussgelenk hinab, so wirken sie hebend für den ganzen Körper und zwar durch den Seitendruck, welchen ihre Sehnen auf ihre in der Nähe des Fussgelenkes liegenden Rollen ausüben.

In gleicher Weise, wie dieses oben mit Bezug auf die Wadenmuskeln entwickelt wurde, können sie dann auch abstossende Bewegung für sich ausführen oder eine solche an die hebende Bewegung anreihen.

Ohne Zweifel wirken beide Muskelgruppen, wie sie auf das gleiche Ziel hinwirken, auch immer gleichzeitig.

Ein im Grosszehenstande gehaltener Fuss kann bekanntlich ebenfalls zur Lokomotion verwendet werden, welche Art der Lokomotion wir als Grosszehengang zu benennen haben. Auch hierbei sind die beiden lokomotorischen Elemente, Hebung und Abstossen, das Wirksame. Ihr Zustandekommen lässt eine vollständige Analogie mit der Hebung und dem Abstossen des ganzen Fusses erkennen, und die Analogie tritt noch deutlicher hervor, wenn man berücksichtigt, dass im Grosszehenstande die Reihe der Fusswurzelknochen von der Astragalusrolle bis zum capitulum ossis metatarsi I in ihrer Vereinigung eine Art von Fortsetzung des Unterschenkels darstellen, und die in Dorsalflexion am Boden liegende grosse Zehe als eine Nachbildung im Kleinen von dem Fuss erscheint. Das Metatarso-Phalangalgelenk der grossen Zehe ist dann als das Analogon des Fussgelenkes anzusehen.

Nach den Gesetzen des Seitendruckes müssen, wie an dem Fusse die unter den Knöcheln durchgehenden Muskeln, hier die unter dem Metatarso-Phalangalgelenk durchgehenden Muskeln, welche im Grosszehenstande um den Metatarsuskopf wie um eine Rolle geschlungen sind, den Metatarsus und damit den ganzen Körper aufheben. Wollte man die Analogie der grossen Zehe mit dem ganzen Fusse so weit als möglich durchführen, so könnte man den m. flexor longus hallucis den unter den Knöcheln durchgehenden Muskeln parallelisiren und die Gruppe m. flexor brevis, abductor und adductor obliquus, weil sie sich hinter der Axe des Metatarsusköpfchens an die Sesambeine ansetzt, den Wadenmuskeln. — Die Anstemmung, welche bei seiner Hebung dem ganzen Fusse die Fussspitze überhaupt gewährt, findet sich zuerst in dem Inter-Phalangalgelenk der grossen Zehe, bis dieses in das Maximum seiner Dorsalflexion gebracht ist; ist dieses Gelenk hierdurch festgestellt, so verlegt sich der Stützpunkt nach vorn in das vordere Ende der Nagelphalanx.

Heftige, ruckweise Aktion der genannten Muskeln bewirkt nach denselben Gesetzen, welche oben für den ganzen Fuss aufgestellt worden sind, eine abstossende Bewegung.

Für das Zustandekommen der Hebung ebensowohl wie des Abstossens ist auch hier nothwendig, dass die Schwerlinie v o r dem Metatarso-Phalangalgelenk herunterfalle.

Ganz ähnlich wie bei dem Gange im Grosszehenstand verhält es sich auch mit dem Gange in der Haltung des K l e i n - z e h e n s t a n d e s. Auch hier wiederholen die stützenden kleinen Zehen, welche sich im Maximum der Dorsalflexion befinden, das Verhältniss des Fusses im Kleinen. Durch die unter den Metatarso-Phalangalgelenken hindurch gehenden Sehnen ihrer beiden Beuger, m. flexor digitorum communis longus und brevis, kann der Metatarsus durch Seitendruck auf die genannten Gelenke g e h o b e n werden, wodurch auch hier der ganze Körper gehoben wird, — und stärkere Aktion dieser Muskeln bedingt eine abstossende Bewegung. Nur ist hier der Unterschied zu beachten, dass bei den kleinen Zehen deren vorderes Ende sogleich den Stützpunkt geben muss, weil deren Inter-Phalangalgelenke nicht eine so entschiedene Dorsalflexion gestatten, wie das Inter-Phalangalgelenk der grosse Zehe.

Die hier ausgeführten Thatsachen zeigen, dass und wie der Fuss in seinen drei typischen Haltungen als lokomotorisches Werkzeug dienen und somit in seiner Thätigkeit ein Hauptelement für die allgemeine Fortbewegung des ganzen Körpers abgeben kann, so dass auf diese Art, wenn die Aktion abwechselnd durch den einen und den anderen Fuss ausgeführt wird, ein „Gang" zu Stande kommen k a n n. Es ist damit aber noch nicht gesagt, dass in praxi eine Gangbewegung nur durch die oben analysirten Einzelbewegungen ausgeführt wird; Kniebewegungen, Hüftbewegungen, Wirbelsäulebiegungen werden in verschiedenster Weise theils durch wirkliches Vorwärtsbewegen des ganzen Körpers (wie z. B. Kniestreckung), theils durch Verlegen des Schwerpunktes (wie z. B. Wirbelsäulebiegungen) so wichtige beihelfende Elemente in einer jeden Art von Gang, dass sie sich mit mehr oder weniger Nothwendigkeit bei einem jeden Versuche einen Gang mit einem der beschriebenen einfachen Elemente allein auszuführen in die Aktion einmengen. Wir müssen stets festhalten, dass die Thätigkeit des Fusses nur eine Theilerscheinung in der Gehbewegung überhaupt ist und deswegen für sich allein niemals einen in praxi anwendbaren Gang wird erzeugen können. Dagegen ist aber auch nicht zu verkennen, dass es, um das „Wie" der Mitwirkung des Fusses in der Gehbewegung zu verstehen, nothwendig ist, die einzelnen Aktionen, durch welche der Fuss sich an den drei typischen Arten zu gehen betheiligen kann, für sich zu untersuchen und namentlich zu ermitteln, wie weit diese auch direkt für die Vorwärtsbewegung wirken können.

In diesem und nur in diesem Sinne ist die oben gegebene Analyse der Fussbewegungen zu verstehen; und es ist dabei noch besonders anzuerkennen, dass die einzeln hingestellten Aktionen in der Ausführung kaum einmal vereinzelt vorkommen mögen, und dass z. B. wenn es sich um Ausführung einer wirklichen Gehbewegung handelt, stets die Hebung als Einleitung zur abstossenden Bewegung, beziehungsweise letztere als energischerer Schluss der Hebebewegung erscheinen muss, je nachdem eine raschere und kräftigere oder eine ruhigere und schwächere Vorwärtsbewegung ausgeführt wird.

Auch ist einzugestehen, dass in der Analyse der Bewegungen des ganzen Fusses die Bezeichnung der „Fussspitze" als vorderer Stützpunkt die nöthige Genauigkeit vermissen lässt. Der Grund dafür, diese Unbestimmtheit bestehen zu lassen, stützt sich gerade darauf, dass als „Fussspitze" für die dort analysirten Aktionen allerdings die Metatarso-Phalangalgelenke der Zehen, namentlich der grossen Zehe, angesehen werden müssen, weil in der Hebung des ganzen Fusses diese Gelenke als Stützpunkt erscheinen, während die Zehen am Boden ruhen bleiben, dass dagegen aber in der abstossenden Bewegung die Betheiligung der Zehen kaum ausgeschlossen werden kann. Indessen tritt die „Fussspitze" nur in dem Sinne als vorderstes Ende des Fusses überhaupt in das Recht, welches ihr die gegebene Analyse einräumt, dann ein, wenn durch steife, unbiegsame Sohlen die Einzelbewegung der Zehen gegen den übrigen Fuss gehemmt ist und der Fuss somit als ein Ganzes wirkt.

Theorien des Fussgewölbes.

Nachdem in den letzten beiden Abschnitten eine Uebersicht über die dem Fusse zukommenden statischen und mechanischen Leistungen gewonnen ist, sind nunmehr die einzelnen dort aufgestellten Leistungen genauer zu untersuchen in Bezug auf die in dem Fusse selbst geschehenden inneren Vorgänge, durch welche es dem Fusse gestattet ist, den betreffenden Leistungen zu entsprechen.

In der Verfolgung dieser Aufgabe sei zuerst der flach aufgesetzte Fuss in seinen statischen Beziehungen untersucht.

Die verschiedenen möglichen und zum Theil wirklich aufgestellten Ansichten über die Bildung des Fussgewölbes. — Dass der Fuss als ein tragendes Gewölbe aufgebaut sei, darüber herrscht kein Zweifel und keine Verschiedenheit der Ansichten, aber sobald man über diesen ganz allgemein gehaltenen Satz hinausgeht, findet man eine nicht unbeträchtliche Meinungsverschiedenheit, welche begründet ist theils in der verschiedenen Art, das Gewölbe architektonisch zu analysiren, theils in der verschiedenen Ansicht über die das Gewölbe stützenden Kräfte.

In letzterer Beziehung tritt uns sogleich die in der Einleitung besprochene Kontroverse über die Betheiligung der Muskeln an der Haltung der Körpertheile entgegen, indem mehrfach die Ansicht ausgesprochen wird, dass die unter den Knöcheln hindurchgehenden Muskeln das Fussgewölbe unterstützen und dass die Integrität des Gewölbes in solcher Abhängigkeit von der Leistungsfähigkeit dieser Muskeln sei, dass Schwäche oder Lähmung derselben ein Einsinken des Gewölbes (Plattfuss) bedinge. Hauptvertreter dieser Ansicht ist Henke [1]). — Es mag wohl nicht in

---

[1]) Die Kontrakturen der Fusswurzel. — Henke und Pfeufer's Zeitschrift für rationelle Medizin. III. Folge. Bd. V. 1859.

Abrede zu stellen sein, dass der Seitendruck, welchen die dieser Muskelgruppe angehörigen Sehnen an den Stellen, wo sie sich um die Knöchel, beziehungsweise um Fusswurzelknochen als über Rollen umschlagen, auf diese Knochengebilde ausüben, dem Fussgewölbe eine gewisse Stütze geben könne, wenn die entsprechenden Muskelbäuche durch Kontraktion oder Tonus wirken. Man kann eine solche Auffassung noch mehr für berechtigt erkennen, wenn man findet, dass namentlich der m. tibialis posterior und dann auch der m. peronaeus longus in ihrer Aktion gestaltgebend auf den Fuss einwirken können und zwar im Sinne der stärkeren Wölbung des Fussrückens. Man wird es in dieser Beziehung auch beachtenswerth finden müssen, dass der m. abductor hallucis und der m. abductor digiti minimi von dem Fersenbeine entspringen und ein Theil des Ursprunges des m. flexor brevis hallucis und des m. adductor obliquus hallucis sich in das ligamentum calcaneo-cuboideum verliert und somit bis auf das Fersenbein verfolgt werden kann; ferner wird man in gleicher Weise dem Umstande Beachtung schenken müssen, dass auch die allerdings nur die kleinen Zehen näher angehenden m. flexor digitorum communis brevis und caro quadrata Sylvii vom Fersenbeine entspringen, — und ferner, dass der m. flexor hallucis brevis innig mit der Sehne des m. tibialis posterior verbunden ist und ebenso ein grosser Antheil der m. interossei mit derjenigen des m. peronaeus longus. Alle diese Verhältnisse der in der Fusssohle gelegenen Muskeln sind der Art, dass eine Kontraktion dieser Muskeln neben ihrer sonstigen Funktion auch noch auf Erhöhung der Fusswölbung hinwirkt, und wenn dieses der Fall ist, dann kann man auch wohl den Tonus dieser Muskeln als eine Unterstützung des Fussgewölbes ansehen, indem sie in dieser Einwirkung die Dienste eines „Streckbandes" versehen können.

Trotzdem, dass zugestanden werden darf, dass die angegebenen Muskeln im Stande sein können, die Gewölbebildung des Fusses zu unterstützen, bedarf es jedoch nur des Blickes auf ein Bänderpräparat des Fusses, namentlich wenn an demselben die fascia plantaris erhalten ist, um sogleich zu erkennen, dass die Leistungsfähigkeit des Fusses als eines tragenden Gewölbes in so hervorragendem Grade von der durch Belastung und durch Gegendruck des Bodens erzeugten Bänderspannung abhängig ist, dass man jenen Muskelwirkungen nicht mehr Bedeutung beimessen darf, als die einer untergeordneten Beihülfe, wobei es indessen nicht verkannt sein soll, dass in Fällen übermässiger Belastung diese Beihülfe eine grössere Bedeutung erlangen kann, wenn die betreffenden Muskeln durch wirkliche Kontraktion einer nachtheiligen Einwirkung der übergrossen Schwere entgegenwirken.

Wir sind also vollständig berechtigt, den Fuss nur vom architektonischen Standpunkte aus zu beurtheilen, wenigstens so weit es seine statischen Leistungen angeht. In der Analyse des Fussgewölbes können sich aber viele Meinungsverschiedenheiten geltend machen und bestehen zum Theil in Wirklichkeit; und man wird dieses auch sehr begreiflich finden, wenn man den sehr zusammengesetzten Bau des Fusses berücksichtigt, welcher zu keiner der bekannten architektonischen Gewölbeformen passen will, während man doch wenigstens die Grundsätze einer dieser Formen als in ihm ausgesprochen voraussetzen muss. Gerade aber in dem Bestreben, die passendste solcher Formen aufzufinden und damit ein einfaches Schema über den Aufbau des Fusses zu gewinnen, findet die Entstehung der Meinungsverschiedenheiten ihren Grund.

Darüber ist keine Meinungsverschiedenheit und kann auch keine bestehen, dass das Fussgewölbe nach vorn mit den Metatarsusköpfchen abschliesst, so dass also für die Analyse desselben nur die zwölf Knochen der Fusswurzel und des Mittelfusses in Rechnung kommen; — und auch darüber kann keine Meinungsverschiedenheit bestehen, dass der Astragalus die Belastung aufnimmt und auf die Stützpunkte des Gewölbes überträgt. Die Verschiedenheit der Meinungen zeigt sich nur in der Bestimmung der Stützpunkte und deren Beziehung zu dem Aufnahmepunkt der Belastung, — wobei indessen allgemein das Bestreben zu erkennen ist, die drei Eckpunkte des Sohlendreiecks als Hauptstützpunkte zu deuten, nämlich das capitulum metatarsi I, das capitulum metatarsi V und den Mittelpunkt der Ferse. Dass der letztgenannte Punkt der hintere Stützpunkt ist, ist nicht zu verkennen, und so bewegt sich die Kontroverse zunächst um die Deutung der vorderen Theile des Gewölbes, — allerdings sind denn auch hier, wie das Folgende zeigen wird, mancherlei Deutungen möglich, welche ich alle nach einander eine gewisse Zeit lang verfolgt und auf ihre Zulässigkeit geprüft habe, ohne indessen von einer derselben befriedigt zu werden.

Die geläufigste Auffassung sieht den Fuss von der inneren und von der äusseren Seite an und findet bei beiden Ansichten die Mitte des Sohlenrandes frei und erhöht liegend. Von der inneren Seite her sieht man einen hochgewölbten Bogen, gebildet durch Kalkaneus, Astragalus, Navikulare, os cuneiforme I und os metatarsi I, — von der äusseren Seite einen flacheren Bogen, gebildet durch Kalkaneus, Kuboides und os metatarsi V, und man findet sich dadurch veranlasst, zwei Gewölbe anzunehmen, ein inneres (Grosszehengewölbe) und ein äusseres (Kleinzehengewölbe). Diese Auffassung passte recht gut zu der Möglichkeit, den Fuss in seiner Längenrichtung in zwei entsprechende Theile zu zerlegen, von welchen der eine aus Astragalus, Navikulare, den drei Kuneiformia und den entsprechenden Metatarsusknochen besteht, der andere aber aus dem Kalkaneus, dem Kuboides und den diesem anliegenden beiden äusseren Metatarsusknochen.

Diese Auffassung lässt eine Unklarheit, denn es muss bei derselben die Frage gestellt werden, welches denn der hintere Stützpunkt des inneren Gewölbes sein soll. Ohne dass es besonders ausgesprochen oder besonders motivirt wird, scheint allgemein angenommen zu werden, dass das Fersenbein mit seinen Tuberkula diesen gewähre. Dieses ist aber schon unbestreitbar der hintere Stützpunkt für das angenommene äussere Gewölbe; man müsste also, um die Integrität des inneren Gewölbes zu erhalten, beiden Gewölben einen gemeinsamen hinteren Stützpunkt zuerkennen. Immerhin würde aber dabei das innere Gewölbe als das wichtigste erscheinen, indem es in seiner Kontinuität den die Belastung zunächst aufnehmenden Astragalus enthält, während das äussere Gewölbe nur dadurch belastet wird, dass der Astragalus dem Kalkaneus aufliegt.

Die Selbstständigkeit beider Gewölbe lässt sich indessen auf eine anscheinend recht befriedigende Weise retten, indem man als hinteren Stützpunkt des inneren Gewölbes die Anlehnung des Astragalus an den Körper des Kalkaneus ansieht und diesen Stützpunkt von dem äusseren Gewölbe getragen werden lässt. Ich muss gestehen, dass ich längere Zeit dieser Auffassung gerne gehuldigt habe, und neuerdings hat auch wieder Lorenz¹) sich zu derselben bekannt. Ich habe sie aber doch aus zwei wichtigen Gründen wieder aufgeben müssen. Für's Erste ist zu berücksichtigen, dass der Astragalus nicht nur mit seinem Körper auf dem Körper des Kalkaneus ruht, sondern auch mit seinem Kopfe auf dessen processus anterior, so dass demnach die ganze

---

¹) Lorenz, Die Lehre vom erworbenen Plattfusse. Neue Untersuchungen. Stuttgart, Ferdinand Enke. 1883.

auf diese beiden Punkte vertheilte untere Fläche des Astragalus als Stützpunkt des inneren Gewölbes dastehen würde. Die zwischen diesen beiden Theilen gelegene Astragalusrolle würde also ihre Belastung zunächst diesen und somit direkt dem Stützpunkte des Gewölbes übertragen. Wo bliebe aber da der Gewölbecharakter des inneren Gewölbes? Der Gewölbecharakter besteht ja gerade darin, dass die Belastung z w i s c h e n den beiden Stützpunkten wirkt und dann auf diese b e i d e n vertheilt wird. — Genau genommen vernichtet also diese Auffassung das innere Gewölbe und theilt den die Belastung a l l e i n aufnehmenden und dieselbe dem Kalkaneus allein übertragenden Astragalus als integrirenden Bestandtheil dem jetzt als d a s w i c h t i g s t e erklärten ä u s s e r e n G e w ö l b e zu. Der zweite mindestens eben so wichtige Grund gegen diese Auffassung ist später noch zu besprechen, wenn der Werth des äusseren Gewölbes näher zu analysiren sein wird.

Da der Kalkaneus an der unteren Fläche seines Fersenfortsatzes z w e i Tuberkula besitzt, da somit, soweit es die Gestaltung der Knochen selbst angeht, das Fersenbein einen e i n - f a c h e n Stützpunkt nicht abgibt, so habe ich auch eine Zeit lang die Zulässigkeit einer solchen Deutung des Fussgewölbes festgehalten, durch welche die einzelnen Tuberkula für sich zu Gunsten der beiden Gewölbe verwendet werden konnten. Es ist die Erkennung eines K r e u z g e w ö l b e s in dem Aufbau des Fusses. Ein durch die Axe des os metatarsi I gelegter Durchschnitt, durch den ganzen Fuss fortgesetzt, trifft nämlich das tuberculum externum calcanei, — und ein durch die Axe des os metatarsi V gelegter Durchschnitt trifft in gleicher Weise das tuberculum internum calcanei; — beide Schnitte aber durchkreuzen sich auf der Höhe der Astragalusrolle. Würde wirklich dem capitulum ossis metatarsi I das äussere und dem capitulum ossis metatarsi V das innere Tuberkulum des Kalkaneus als hinterer Stützpunkt gegenüber stehen, so würde damit der Charakter des Kreuzgewölbes gegeben sein, dessen beiden Gewölben angehöriger Schlussstein in dem Astragalus gegeben wäre. Warum ich auch diese Auffassung, welche geeignet schien, die Schwierigkeiten der vorher angegebenen zu beseitigen, nicht festhalten konnte, wird aus dem Folgenden zu erkennen sein.

In den bisher geschilderten Ansichten über die Deutung des Fussgewölbes spielt immer d a s ä u s s e r e G e w ö l b e (Kleinzehengewölbe) eine Hauptrolle und steht in einer dieser

Auffassungen sogar als das wichtigste und eigentlich allein tragende Gewölbe da. Es ist deshalb angemessen zu untersuchen, ob und in wie fern dasselbe wirklich geeignet ist, eine Belastung zu tragen. — Untersucht man einen gesunden Fuss skeletirt oder noch mit den Weichtheilen versehen, so erkennt man, dass das capitulum ossis metatarsi V auf dem Boden liegt und dass von diesem nach hinten bis zum tuberculum externum calcanei ein schöner, wenn auch flacher Bogen gespannt ist, welcher den Eindruck eines Gewölbebogens zu machen durchaus geeignet ist. Man findet es deshalb ganz begreiflich, dass man diesem Bogen eine Gewölbedeutung zu geben geneigt ist. Wenn man dann aber das Verhältniss der kleinen Zehe untersucht und findet, dass dieselbe in dem flach aufgesetzten Fusse eine nicht unbedeutende Beweglichkeit besitzt und erst dann eine angemessene Feststellung erhält, wenn die Belastung sehr entschieden gegen den äusseren Fussrand geworfen wird, oder wenn der Fuss auf eine schiefe Ebene gestellt wird, so dass sein äusserer Rand höher gelegt ist, als der innere, so ist man genöthigt, die Bedeutung des os metatarsi V als eines Gewölbetheiles in Zweifel zu ziehen, denn in einem belasteten Gewölbe müssen alle konstituirenden Theile unbeweglich fest gegen einander gestellt sein, wenn dasselbe unter Belastung steht. Man ist deswegen genöthigt, die Ansicht über den statischen Werth der Kleinzehenseite zu modifiziren und alle Ansichten fallen zu lassen, welche dieser Seite eine grössere Wichtigkeit für das Tragen der Belastung beimessen. Dieses kann aber in zweierlei Weise geschehen.

Eine Möglichkeit dafür liegt darin, dass man das Grosszehengewölbe als das eigentlich tragende ansieht und den kleinen Zehen überhaupt, namentlich aber der fünften und auch der vierten Zehe die Funktion beimisst, eine akkommodationsfähige seitliche Stütze oder Strebe für diesen Gewölbebogen zu sein. Sollte eine solche Auffassung als eine wohlbegründete gehalten werden können, so müsste erst die Tragfähigkeit des Grosszehenbogens genügend erwiesen sein; wie diese zu beurtheilen, wird sich in dem folgenden Abschnitte herausstellen; für jetzt genügt es, darauf aufmerksam zu machen, dass der Grosszehenbogen schon darum nicht geeignet sein kann, eine entsprechende Unterstützung zu gewähren, weil seine einzelnen Bestandtheile nicht in einer vertikalen Ebene liegen, sondern in einer solchen, welche mit ihrem oberen Theile gegen aussen gewendet ist.

Eine zweite Art, die Auffassung des Kleinzehenbogens zu modifiziren und dabei doch den Gewölbecharakter desselben zu retten, wird mehrfach gefunden, und ich habe selbst dieselbe eine Zeit lang vertreten. Es ist die, dass man das os metatarsi V ganz flach auf dem Boden gelegen sein lässt, so dass dadurch dessen tuberositas zum vorderen Stützpunkte des äusseren Gewölbes wird, welches dadurch kürzer und widerstandsfähiger erscheint. Einem solchen abgekürzten äusseren Gewölbe kann man alle Rollen zutheilen, welche in dem Obigen dem äusseren Gewölbe überhaupt zugetheilt wurden. Man erhält also durch diese veränderte Auffassung einige Modifikationen früher mitgetheilter Ansichten.

In eigenthümlicher Weise hat S z y m a n o w s k i [1]) die Deutung der tuberositas ossis metatarsi V als eines vorderen äusseren Stützpunktes benutzt. Er legt nämlich eine Kreislinie durch die Ferse, die erwähnte tuberositas und das capitulum ossis metatarsi I. Diese Kreislinie ist ihm die einheitliche Basis des ganzen Fussgewölbes, und dieses wird dem entsprechend als N i s c h e n - g e w ö l b e gedeutet; b e i d e Füsse aber so neben einander gestellt, dass die bezeichneten drei Punkte beider in denselben Kreis fallen, stellen dann zusammen ein K u p p e l g e w ö l b e dar.

Jede Ansicht indessen, welche die tuberositas ossis metatarsi V als Stützpunkt aufstellt, ist dadurch als unhaltbar gezeichnet, dass an einem g e s u n d e n Fusse diese tuberositas niemals den Boden berührt, sondern stets 1—2 Cm über demselben frei liegt.

---

[1]) Langenbeck's Archiv für Chirurgie I. S. 385.

Statik des Fusses.

I. Leitende Grundsätze.

Wenn wir nun, nachdem wir in dem Vorhergehenden die mancherlei misslungenen oder unbefriedigenden Versuche, den Gewölbecharakter des Fusses zu zeichnen, kennen gelernt haben, unternehmen sollen, eine entsprechende Ansicht in dieser Frage aufzustellen, so ist es nothwendig, dass wir uns vorher deutlich werden, was wir eigentlich in dem Fusse zu suchen haben, um dadurch einen Hinweis darauf zu erlangen, nach welchen Grundsätzen wir dessen Bau zu analysiren haben.

Sehen wir den ganzen menschlichen Fuss genauer an, so fällt uns vor Allem sein äusserst zusammengesetzter Bau auf, welcher durch zwölf einzelne Knochen (die vierzehn Zehenphalangen nicht gerechnet) und eine grosse Anzahl von Bändern aufgeführt ist und noch dazu durch den Einfluss gewisser Muskeln mehrfach modifizirt werden kann. — Wir finden ihn aber auch ebenso sehr auf eine grosse Mannigfaltigkeit von Funktionen angewiesen, welchen allen er in genügender Weise zu entsprechen hat. Von diesen sind diejenigen, dass er gelegentlich als Greif- oder als Tastapparat zu dienen hat, so untergeordnete, dass sie gegen diejenigen nahezu verschwinden, welche ihm durch seine Stellung als statischer und lokomotorischer Apparat zukommen. Diese letzteren sind es deswegen auch, welche den Charakter seines Aufbaues zunächst und vorzugsweise bestimmen und welche deshalb für die Analyse des Aufbaues leitend werden müssen.

Ueberblicken wir nun aber die Leistungen, welche dem Fusse in diesen beiden Beziehungen obliegen, so tritt uns hier sogleich eine nicht unbedeutende Mannigfaltigkeit entgegen, indem wir, wie in Früherem bereits angeführt, in ihm dreierlei Arten statisch zu funktioniren anerkennen müssen (Sohlenstand, Grosszehenstand,

Kleinzehenstand) und ebenso dreierlei Arten lokomotorischer Funktion (Sohlengang, Grosszehengang, Kleinzehengang). Es wird uns also einleuchtend sein, dass die Art des Aufbaues des Fusses eine solche sein muss, dass er auch allen diesen Funktionen genügen kann, dass er also ein Apparat sein muss, welcher für alle genannten mechanischen Leistungen geeignet ist. — Diese Leistungen sind aber so verschieden von einander, z. B. der Sohlenstand und der Grosszehenstand, dass es von vorn herein als eine Unmöglichkeit erscheint, dass derselbe Apparat allen zugleich angepasst sein könne, so dass wir vielmehr für jede dieser Funktionen einen anderen Apparat vorauszusetzen uns aufgefordert fühlen.

In dieser Einsicht haben wir einen Wink darauf, wie wir den so sehr zusammengesetzten Bau des Fusses zu verstehen haben. Wir erkennen nämlich die Möglichkeit, diese Zusammensetzung so zu deuten, dass wir in dem Fusse weniger eine Einheit zu finden haben, als vielmehr einen Komplex verschiedener, den verschiedenen Leistungsfähigkeiten angepasster Apparate, für deren Aufbau dieselben einzelnen Elemente, aber in veränderter Gruppirung, dienlich sind, so dass für eine bestimmte Leistung gewisse dieser entsprechende Elemente in Vereinigung treten, während die übrigen Elemente entweder bedeutungslos bleiben, oder, was das Häufigere ist, nebensächliche, die Hauptleistung unterstützende Funktionen übernehmen.

Die Frage, welche bei der Analyse des Aufbaues des Fusses zu beantworten ist, wird demnach nicht die zu sein haben: Wie kann der Fuss den verschiedenen von ihm geforderten Leistungen genügen? — sie wird vielmehr dahin zu stellen sein: Welcherlei verschiedene leistungsfähige Apparate sind potentia in dem Fusse enthalten? und in welcher Weise müssen sich die Elemente des Fusses gruppiren, um die einzelnen dieser Apparate zu erzeugen?

Um die Art, wie diese Auffassung zu verstehen ist, an einem sehr leicht verständlichen Beispiele zu erläutern, sei hier nur angedeutet, wie auch die Hand potentia verschiedene Greifapparate enthält, welche sich durch verschiedene Gruppirung der Handelemente erzeugen lassen. Die vier Finger, in ihren beiden Interphalangal-Gelenken flektirt, stellen einen breiten Haken zum Tragen oder Ziehen dar, — der einzelne Finger für sich aber einen schmaleren Haken. Die vier Finger, in den Interphalangal-Gelenken und in den Metakarpo-Phalangal-Gelenken flektirt, bilden

4*

einen umgreifenden breiten Ring, — der einzelne Finger für sich einen schmaleren Ring. In beiden Fällen ist der Daumen ohne Bedeutung, nur kann er in dem zweiten Falle durch seine Flexion den Ring ergänzen. — Wird dagegen der Daumen in Opposition gestellt, so bildet er mit einem oder mit zwei Fingern zusammen eine Zange, und die nicht mit ihm in Berührung tretenden Finger sind dann bedeutungslos; — Zusammenführung der vier Fingerspitzen mit der Daumenspitze gibt eine fünftheilige Zange. — Opposition des Daumen- und des Kleinfinger-Metakarpus mit leichter Beugung der neben einander liegenden Finger (einschliesslich Daumen) bildet aus der Hand ein Schöpfgeschirr u. s. w.

In gleicher Weise bietet nothwendiger Weise auch der Fuss durch verschiedene Gruppirung seiner einzelnen Theile verschiedene Apparate, je nachdem er eine oder die andere Leistung zu machen hat; und in der Beurtheilung der Leistungsfähigkeit des Fusses handelt es sich deshalb immer zunächst darum, die der Leistung entsprechende Gruppirung einzelner Elemente in ihrer einfachsten Gestalt zu ermitteln und dann zu untersuchen, in wie weit die anderen Elemente des Fusses diese Centralgruppe in ihrer Funktion unterstützen oder bedeutungslos bleiben. Durch eine solche Zerlegung kann dann einerseits das Verständniss der knöchernen Elemente des Fusses gehoben werden, und andererseits ist es nur auf diese Weise möglich, in das Chaos der Bänder eine Ordnung zu bringen, indem deren Funktion bei den verschiedenen belasteten Haltungen des Fusses eine hervorragende Wichtigkeit gewinnt.

II. Sohlenstand.

Von dem eben entwickelten Standpunkte aus erscheint es in Bezug auf die statischen Beziehungen des flach aufgesetzten Fusses als Aufgabe, das tragende Gewölbe des Fusses auf ein Minimum zu reduziren, um dadurch die vorzugsweise funktionirende Centralgruppe zu gewinnen.

Verfahren wir hierbei zuerst auf dem Versuchswege.

Wenn wirklich das capitulum ossis metatarsi I und das capitulum ossis metatarsi V (beziehungsweise dessen tuberositas) die vorderen Gewölbestützpunkte sind, so muss der flach aufgesetzte Fuss mit diesen Punkten ebenso fest an den Boden angedrückt stehen, wie mit der Ferse. — Setzt man nun einen unversehrten Fuss oder auch einen solchen, an welchem die Muskeln entfernt sind, auf die Tischfläche und belastet denselben durch einen senkrechten Druck, den man entweder direkt auf den Astragalus ausübt oder durch Vermittelung des mit dem Fusse in Verbindung gelassenen Unterschenkels, dann findet man, dass die Ferse fest aufsteht, die kleine Zehe aber und die grosse Zehe sind sehr beweglich, sie sind also nicht durch die Belastung von oben und den Gegendruck des Bodens festgestellt. Daraus folgt aber, dass weder die grosse Zehe noch die kleine Zehe vordere Stützpunkte für das Fussgewölbe sein können.

Wenn diese beiden Zehen in Wirklichkeit nicht tragende Stützpunkte sind, so sind sie beide für die statische Leistung des flach aufgesetzten Fusses entbehrlich. Wir trennen sie deswegen vollständig (mit ihren Metatarsusknochen) von dem Fusse ab und finden, dass nach dieser Operation der Fuss ebenso tragfähig ist, wie vorher. Untersuchen wir nun die Festigkeit der noch übrigen drei mittleren Zehen, so entdecken wir, dass auch die vierte Zehe noch eine grosse Beweglichkeit besitzt und dass selbst die zweite Zehe noch ohne Schwierigkeit eine Hebung ihres capitulum ossis metatarsi von der Unterlage gestattet, ohne dass die Festigkeit des Fusses dadurch verliert. Die vierte und auch die zweite Zehe sind also ebenfalls nicht vordere Stützpunkte des Fussgewölbes. Sie erscheinen deshalb ebenfalls entbehrlich und können aus diesem Grunde entfernt werden.

Die dritte Zehe bleibt nun allein übrig und der Fuss besitzt noch eine ungestörte Tragfähigkeit. Somit ist also erkannt, dass das Metatarsusköpfchen der dritten Zehe der einzige vordere Stützpunkt des Fussgewölbes ist. Bei der Prüfung dieses Satzes ist es indessen nothwendig, die prüfende Belastung möglichst senkrecht wirken zu lassen; seitlich wirkende Belastung würde Umkippen zur Folge haben.

Nachdem dieses gefunden ist, erwächst die Aufgabe, die Kontinuität des Gewölbes, welches in dem capitulum metatarsi III seinen vorderen Stützpunkt findet, zu dem hintern Stützpunkt der Ferse zu ermitteln. — Die dritte Zehe steht durch ihr cuneiforme III nach hinten in Verbindung mit dem Navikulare und dem Kuboides. Von diesen beiden ist nur das letztere in festerer Verbindung mit dem Kalkaneus; das Navikulare hat bekanntlich eine sehr lose Verbindung mit diesem und besitzt nur Feststellung, weun es durch den Kopf des Astragalus nach vorn gedrängt wird. Das Kuboides gewährt also die direkteste feste Verbindung mit der Ferse, und das Navikulare erscheint von untergeordnetem Werthe. Es muss also entbehrt werden können, und wirklich findet man, dass nach Exartikulation das Navikulare die Festigkeit des Fussgewölbes noch ungestört ist, wenn die Belastung ruhig in senkrechter Richtung gegeben ist.

Der Astragalus liegt nur als die Belastung übertragend auf dem Kalkaneus und fügt sich nicht zwischen die genannten Knochen ein; er kann deswegen entfernt und durch eine beliebige andere Uebertragung ersetzt werden. Hat man ihn entfernt, so

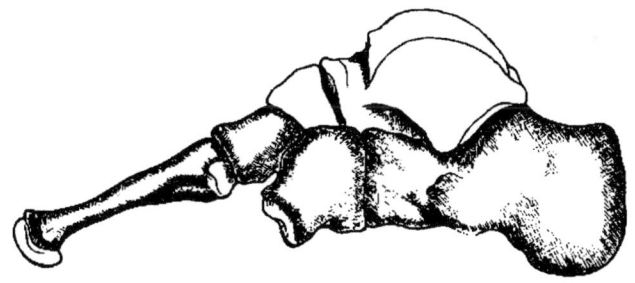

Fig. 5.

Einfachste Gestaltung des Fussgewölbes, gebildet durch os metatarsi III, os cuneiforme III, os cuboides und calcaneus, — nebst der Ergänzung derselben durch os naviculare und astragalus. Letztere nur linear behandelt.

hat man das tragende Gewölbe des Fusses in seiner einfachsten Form hergestellt und kann sich von dessen Leistungsfähigkeit durch Druck auf den processus anterior calcanei überzeugen.

Das Ergebniss dieses Versuches ist also, dass das tragende Gewölbe des Fusses gebildet wird durch die Knochenreihe: os metatarsi III, cuneiforme III, cuboides, calcaneus. (Fig. 5.)

Mit der angegebenen Knochenreihe ist das Minimum des Apparates gegeben, welcher geeignet ist, die Schwerelast des Körpers zu tragen. Derselbe steht, wenn belastet, unter dem Einflusse dreier Krafteinwirkungen, nämlich der auf den processus anterior und die trochlea calcanei wirkenden Schwere, und des von zwei Punkten aus entgegenwirkenden Gegendruckes des Bodens, nämlich des in dem capitulum metatarsi III und des in den tubercula calcanei sich geltend machenden Gegendruckes. Unter dem Einflusse dieser drei Gewalten hat das Gewölbe das Bestreben sich zu verflachen, d. h. eine Streckung seiner unteren konkaven und eine Zusammendrückung seiner oberen konvexen Seite zu erfahren. Nach den Gesetzen der Gewölbekonstruktion[1]) wird die untere Dehnung durch Gegenspannung von Bändern gehemmt und die obere Zusammendrückung durch Gegeneinanderstemmung der oberen Knochenkanten. Damit die letztere den nöthigen Widerstand leisten könne, ist es erforderlich, dass die Ebenen der Berührungsflächen der Knochen möglichst senkrecht zu der Ebene des Gewölbebogens gestellt seien. Dieser Bedingung ist in der Verbindung zwischen os metatarsi III und os cuneiforme III und in derjenigen zwischen Kalkaneus und Kuboides entsprochen, nicht aber in derjenigen zwischen os cuneiforme III und Kuboides, denn diese letztere Berührungsebene weicht von der Gewölbe- bogenebene um etwa 45 ° ab. Wenn also der auf das os meta- tarsi III wirkende Gegendruck des Bodens diesen Knochen und mit ihm das os cuneiforme III nach hinten drängt, so wird nur etwa die Hälfte desselben als oberes Feststellungsmittel zwischen Kuboides und cuneiforme III wirken können; die andere Hälfte wird als eine nach innen gegen den inneren Fussrand drängende Komponente verloren gehen. Hier ist also eine s c h w a c h e S t e l l e i n d e m o b e n a n g e g e b e n e n e i n f a c h s t e n Ge- w ö l b e. Der dadurch gegebene Nachtheil wird dann in solcher Weise so beseitigt, dass dadurch das Gewölbe noch eine bedeu- tende Stärkung erfährt.

Der angegebene Seitenschub wird nämlich durch die innere hintere Fläche des os cuneiforme III auf das Navikulare über- tragen, von diesem dann dem Astragalus und von diesem dem corpus calcanei, dessen Gelenkfläche gegen das corpus astragali im Allgemeinen eine solche Neigung besitzt, dass die Resultirende aus der Wirkung der Schwere und der Wirkung des Gegendruckes des Bodens annähernd senkrecht auf dieselbe wirken muss.

Indem sich auf diese Weise das os cuneiforme III keilförmig zwischen Kuboides und Navikulare eindrängt und dadurch diese beiden durch straffe Bänder mit einander vereinigten Knochen auseinanderdrängt und damit feststellt, gibt es den Gegendruck des Bodens auf zwei Wegen zurück, welche beide in dem Kalka-

---

[1]) Vgl. mein Lehrbuch der Anatomie. III. Aufl. S. 56.

neus dem von diesem aus ihm entgegenkommenden Gegendruck des Bodens begegnen.

Auf denselben Wegen wird dann auch von dem Astragalus aus die Schwerebelastung einerseits dem Kalkaneus, andererseits dem os metatarsi III übergeben, und wir verstehen damit die doppelte Berührung des Astragalus mit dem Kalkaneus; die Berührung mit dem corpus calcanei gehört dem oberen, durch das Navikulare gehenden Wege an, und diejenige mit dem processus anterior calcanei dem unteren, durch das Kuboides gehenden Wege, bisweilen noch unterstützt durch eine direkte Artikulation des caput astragali mit dem Kuboides.

Dass auf diese Weise dem vorher beschriebenen einfachsten Gewölbe eine bedeutende Verstärkung und der Uebertragung der Schwere durch den Astragalus auf die Stützpunkte des Gewölbes eine sehr wesentliche Sicherung gegeben ist, ist einleuchtend, und es ist daraus zu erkennen, dass das aus os metatarsi III, os cuneiforme III, Kuboides und Kalkaneus gebildete Centralgewölbe des Fusses durch die Einschaltung des Astragalus und des durch diesen festgestellten Navikulare eine sehr wichtige Verstärkung und Ergänzung findet (vgl. Fig. 5).

Für die Beurtheilung der übrigen Zehen an der Unterstützung des Fusses ist für's Erste daran festzuhalten, dass bei geradem Aufsetzen des Fusses sowohl die beiden äusseren als auch die beiden inneren eine grosse Beweglichkeit zeigen, und zwar so, dass diese Beweglichkeit sich an dem als Grundgewölbe geschilderten Apparate kund gibt. Die beiden äusseren Zehen sind an dem Kuboides beweglich und die beiden inneren durch die zu ihnen gehörigen cuneiformia an dem Navikulare, und zwar ist die Beweglichkeit der äusseren Zehen eine beträchtlich grössere als diejenige der inneren.

Ferner ist festzuhalten, dass immerhin diese Beweglichkeit sich innerhalb gewisser enger Grenzen hält und insbesondere bei Bewegung der Zehen nach aufwärts eine straffe Hemmung findet.

Das Grundgewölbe des Fusses besitzt an dem capitulum ossis metatarsi III eine verhältnissmässig schmale vordere Stützung; eine nicht ganz senkrechte Belastung muss demnach leicht nach aussen oder nach innen von der dritten Zehe fallen und ein Umkippen des Gewölbes bedingen, wenn dieses nicht eine Stütze durch seitliche Streben findet. Als solche seitlich stützende Streben sind denn die übrigen Zehen der gewölbebildenden dritten Zehe gegenüber anzusehen, und zwar werden die inneren Zehen in dieser Eigenschaft in Funktion treten, wenn die Belastung nach innen von der dritten Zehe fällt, und die äusseren, wenn die Belastung nach aussen fällt. Ist die Dorsalhemmung der einen oder der anderen dieser beiden Gruppen erreicht, dann ist auf diese Weise eine solche Verbreiterung des vorderen Stützpunktes gewonnen, dass dieser nunmehr drei Zehenbreiten beträgt.

Die Strebenfunktion der beiden Gruppen kann in zweierlei Weise angeregt werden; einerseits nämlich durch eine falsche Richtung der Belastung, welche durch Verlegung des Schwerpunktes innerhalb des Körpers durch Bewegungen dieses letzteren in sich zu Stande kommt; andererseits aber auch durch veränderten Gegendruck des Bodens in Folge von seitlich schiefer Neigung desselben. Ist der Boden nach aussen höher als nach innen, so werden beim Aufsetzen des Fusses auf den Boden die äusseren Zehen zuerst mit dem Boden in Berührung gebracht und erfahren zuerst dessen Gegendruck und in Folge dessen eine dorsale Hebung, ehe die dritte Zehe den Boden erreicht; das Gleiche findet statt in Bezug auf die inneren Zehen, wenn der Boden nach innen höher ist als nach aussen. Die Beweglichkeit der beiden Zehengruppen kann also auf diese Art dazu dienen, die Unebenheiten des Bodens innerhalb gewisser Grenzen zu kompensiren und damit auch auf unebenem Boden das Auftreten sicherer zu machen.

Der Umstand, dass die äussere der beiden Zehengruppen eine grössere Beweglichkeit besitzt, als die innere, verlangt noch eine besondere Erklärung, und diese gibt sich aus den folgenden Verhältnissen. — Wird der aufgesetzte Fuss erhoben, so dass er die Ruhelage des schwebenden Fusses annehmen kann, so erfährt sogleich die gegenseitige Anordnung seiner Knochen eine nicht unbedeutende Veränderung, nämlich:

1) Er fällt, seiner Schwere folgend, mit der Spitze nach unten, d. h. in die gestreckte Lage; diese Bewegung geschieht in dem Gelenke zwischen Astragalus und Unterschenkel.

2) In seinem Gelenk zwischen Astragalus einerseits und Kalkaneus und Navikulare andererseits fällt er, ebenfalls der Schwere folgend, um die schiefe Astragalusaxe mit

seinem äusseren Rande nach unten, so dass der Kopf des Astragalus aussen auf dem Fussrücken hervortritt.

3) Der vordere Theil des Fusses fällt um die Axe des sogenannten Chopart'schen Gelenkes, welche dieselbe ist, wie die schiefe Axe des Astragalus, noch etwas mehr mit seinem äusseren Rande nach unten.

Der Kleinzehenrand des Metatarsus wird dadurch der unterste Theil des Fusses und muss deshalb beim Wiederaufsetzen zuerst den Boden berühren; die Folge davon ist auch für den ebenen Boden, dass die kleinen Zehen erst eine gewisse Strecke gehoben werden, ehe die dritte Zehe den Boden berührt und die Belastung aufnimmt. Ist dieses geschehen, dann tritt erst die äussere Zehengruppe in die Bedeutung gelegentlich wirkender Seitenstreben für das Grundgewölbe ein. Die Mehrleistung, welche durch den angeführten Umstand der fünften und der vierten Zehe obliegt, erklärt hinlänglich ihre grössere Beweglichkeit.

Die Möglichkeit des verschiedenen Verhaltens der Zehen in dem aufgesetzten Fusse ist im Einklange mit dem Charakter der Gelenkflächen, welche die Basis der Metatarsusknochen zeigen, theils zur Verbindung mit den hinter ihnen liegenden Knochen, theils zur Verbindung der Metatarsusknochen untereinander.

Diese Gelenkflächen passen zwar alle unter den Begriff „Amphiarthrose". Dieser Begriff ist aber viel zu unbestimmt, als dass man nicht bemüht sein sollte, denselben möglichst zu beschränken. Genau genommen heisst die Definition dieser Art von Gelenkverbindung nur: ein kleines Gelenk, welchem man einen bestimmten, von seiner Bewegungsmöglichkeit hergeleiteten Charakter nicht geben kann. Sobald man also einem bisher als „Amphiarthrose" bezeichneten Gelenke einen bestimmten Bewegungscharakter beimessen kann, tritt dieses aus der Klasse jener unbestimmten Gelenke heraus, und diese Klasse wird dadurch in willkommener Weise beschränkt.

Untersucht man nun von diesem Standpunkte aus zuerst die Gelenke zwischen der Basis der Metatarsusknochen und dem Grundgewölbe, so findet man Folgendes:

Der Metatarsusknochen III besitzt gegen das os cuneiforme III eine Gelenkfläche, welche nur eine sehr kleine Bewegung im Sinne des grössten Durchmessers dieser Fläche gestattet. Auf diese geringe Bewegungsmöglichkeit weist auch der Umstand hin, dass die beiden einander gegenüber liegenden Gelenkflächen keinen Unterschied in der Grösse zeigen. In ihrer Längenrichtung ist die Fläche des cuneiforme III konvex und besitzt manchmal in ihrem dorsalen Theile eine Hemmungsrinne. In querer Richtung ist dieselbe Fläche konkav, sie ist demnach eine sattelförmige Fläche. Dem querkonkaven Charakter dieser Fläche entsprechend hat die Gelenkfläche des Metatarsus III in ihrer Längenrichtung eine mehr oder weniger deutlich erkennbare Leiste. Liegt diese in der Mittellinie, so ist die Gelenkfläche des Metatarsus ebenfalls sattelförmig; liegt aber diese Leiste und dem entsprechend auch die Rinne auf dem cuneiforme mehr nach einer Seite, dann werden beide sehr unkenntlich und die Verbindung hat in querer Richtung mehr einen planen Charakter.

Der Metatarsusknochen V trägt eine rundliche Hohlfläche, welche auf einer kuppenartigen Erhebung der entsprechenden Fläche des Kuboides sowohl eine rotatorische Bewegung ausführen kann, als auch eine rutschende Bewegung nach oben und unten. Der letzteren Bewegung entspricht eine Rinne auf dem Kuboides, welche neben der Leiste liegt, welche die Facette für den Metatarsusknochen IV abgrenzt. Oefters findet sich an dem dorsalen Rande des Kuboides eine Hemmungsrinne. In manchen Exemplaren herrscht auf dem Kuboides die Kuppe vor, in anderen die Rutschrinne. Im ersteren Falle ist die Basis des Metatarsusknochens V zum grössten Theile konkav, im letzteren zum grössten Theile konvex.

Der Metatarsusknochen IV trägt ebenfalls eine Hohlfläche, welche auf einer Kuppe des Kuboides aufwärts und abwärts rutschen und auch eine Drehung ausführen kann.

Der Metatarsusknochen I nimmt das cuneiforme I in einer tiefen Rinne auf, welche einerseits ein Rutschen nach aufwärts und nach abwärts gestattet und andererseits wegen der queren Wölbung eine Seitenbewegung im abduktorischen beziehungsweise adduktorischen Sinne. Besonders leicht verbindet sich die Bewegung nach aufwärts mit der abduktorischen Bewegung.

Das cuneiforme I trägt hinten eine sehr ausgesprochene Höhlung, in welche eine Kuppe auf der entsprechenden Fläche des Navikulare passt. Die Beweglichkeit des cuneiforme I in dieser Verbindung sowohl in der Richtung von oben nach unten oder umgekehrt, wie auch in der Richtung von einer Seite zur andern ist eine ziemlich beträchtliche, was auch durch die Verschiedenheit der Durchmesser bewiesen wird, indem der Durchmesser der Gelenkfläche auf dem Navikulare in beiden Richtungen beträchtlich grösser ist als auf dem cuneiforme. — In einem individuellen Falle war der Durchmesser von oben nach unten auf dem Navikulare 19 Mm, auf dem cuneiforme 16 Mm — und der quere Durchmesser auf dem Navikulare $21\frac{1}{2}$ Mm, auf dem cuneiforme $16\frac{1}{2}$ Mm. — An dem dorsalen Rande des Navikulare befindet sich nach innen von der Leiste, welche die Facette für das cuneiforme II abgrenzt, eine Hemmungsrinne.

Der Metatarsusknochen II zeigt gegen das cuneiforme II eine ziemlich ebene in der Richtung von oben nach unten leicht konkave Fläche. Doch lässt sich in derselben eine nach oben und innen gerichtete Leitungslinie erkennen, welche auf dem cuneiforme in Gestalt einer Rinne erscheint. Diese Rinne kann mehr in der Mitte der Gelenkfläche liegen oder mehr nach innen (gegen die grosse Zehe); in letzterem Falle erscheint die Fläche des cuneiforme in ihrem grössten Theile mehr kuppenförmig.

Das cuneiforme II besitzt gegen das Navikulare eine fast ebene Rutschfläche, welche indessen doch eine leichte Konkavität erkennen lässt, der auf dem Navikulare eine leichte Hervorwölbung entspricht. Die Bewegungsmöglichkeit ist namentlich in der Richtung von oben nach unten ziemlich beträchtlich, indem der senkrechte Durchmesser auf dem Navikulare beträchtlicher ist, als auf dem cuneiforme. — In einem individuellen Falle war ersterer $18\frac{1}{2}$ Mm. und letzterer 16 Mm. — An dem dorsalen Rande des Navikulare findet sich nach innen von dem oberen Theile der Leiste, welche die Facette für das cuneiforme III abgrenzt, eine Hemmungsrinne.

Der beschriebene Charakter der Gelenkflächen des Metatarsus gegen die Fusswurzel und der beiden inneren Cuneiformia gegen das Navikulare weisen darauf hin, dass der Metatarsus III besonders unbeweglich gestellt ist, während dagegen die seitlich von demselben gelegenen Metatarsusknochen eine entschiedene Beweglichkeit zeigen, welche der Hauptsache nach, wie die Gestalt der Flächen zeigt, eine solche in der Richtung von oben nach unten, oder umgekehrt ist; auch sind die beiden an den Rändern liegenden Metatarsus I und V beweglicher als die zwischen ihnen und dem Metatarsus III liegenden Metatarsus II und IV. Ferner ist auch zu erkennen, dass die Beweglichkeit der beiden inneren Cuneiformia gegen das Navikulare eine ziemlich beträchtliche ist und zwar für das cuneiforme I mehr als für das cuneiforme II. — Diese Verhältnisse bestätigen also die oben ausgesprochene Meinung über die gegenseitigen Beziehungen der Metatarsusknochen an dem mit der flachen Sohle aufgesetzten Fusse.

Untersuchen wir nun in weiterer Verfolgung der Frage die Gelenkflächen zwischen der Basis der einzelnen Metatarsusknochen, beziehungsweise zwischen den drei Cuneiformia, so finden wir durch diese das aufgestellte Gesetz ebenfalls bestätigt.

Der Metatarsus V liegt mit einer konkaven Fläche einer Kuppe des Metatarsus IV an, so dass damit eine rotirend nach aussen gerichtete Hebung um eine gegen die Mitte des Fusses zu liegende Längenaxe und eine für das capitulum hebende Bewegung um eine Queraxe möglich ist. — Manchmal habe ich auch das umgekehrte Verhältniss gefunden, dass nämlich der Metatarsus V die Kuppe und der Metatarsus IV die Hohlfläche trug. Für die Bewegungen ist diese Varietät ohne wichtigeren Einfluss, nur liegt dann die Längenaxe an der Aussenseite des Fusses.

Der Metatarsus IV ist auf gleiche Weise mit dem Metatarsus III verbunden. Die Hohlfläche ist hier auf der Seite des letzteren.

Der Metatarsus II zeigt eine sehr verschiedene Artikulation gegen den Metatarsus III. Meistens ist dieselbe in eine plantar gelegene und eine dorsal gelegene getheilt, zwischen welchen sich eine longitudinale Rinne befindet. Beide Gelenkflächen zusammen pflegen auf dem Metatarsus III eine Hohlfläche darzustellen.

Das cuneiforme I wendet dem cuneiforme II eine Hohlfläche zu und ebenso das cuneiforme II dem cuneiforme III, so dass also auch hier Rotationen um eine Längenaxe gestattet sind.

Anm. — Die obigen Angaben über die Gestalt der hier interessirenden Gelenkflächen gründen sich auf die Untersuchung einer grösseren Anzahl von Füssen; indessen treten sie nicht überall deutlich hervor, was sich aus dem Einflusse der Schuhe erklärt, welcher so vielfach hemmend auf die natürlichen Bewegungen einwirkt.

———

Auf das oben ausgeführte Verhältniss der Metatarsusknochen zu der Tragefunktion des flach aufgesetzten Fusses ist durch

Beobachtung des lebend funktionirenden Fusses Beely[1]) schon theilweise aufmerksam geworden, indem er von der Abnutzung der Schuhsohlen in dem Mittelpunkte der Vordersohle ausging. Allerdings sieht er diese Art der Abnutzung zunächst als Folge eines „richtigen Ganges" an, während sie gerade, wie sich in Späterem zeigen wird, Hinweis auf einen durchaus falschen Gang ist und zwar auf einen solchen, wie er durch die traditionelle Schuhform, welcher auch Beely nach seiner Abbildung noch huldigt, dem Fusse aufgenöthigt wird. Indessen hat ihn diese Erfahrung doch veranlasst, die Gestalt der Fusssohle beim Aufsetzen auf weichen Boden (Gipsbrei) zu untersuchen und er hat hierdurch die richtige Thatsache gefunden, dass sich dabei die mittlere Abtheilung der Metatarsusköpfchenreihe tiefer eindrückt als die den beiden Fussrändern näheren Abtheilungen. (Nach dem oben Entwickelten würde man besser sagen, dass die beiden Fussränder durch den Gegendruck der Unterlage höher hinaufgedrückt werden als der mittlere Theil.) Hieraus zieht er nun den richtigen Schluss, dass bei flach aufgesetztem Fusse die mittleren Metatarsusköpfchen mehr belastet seien als die den Fussrändern näheren. Er deutet die belasteteren Köpfchen als diejenigen des zweiten und des dritten Metatarsusknochens; nach dem in dem Obigen Entwickelten ist es indessen vorzugsweise der dritte und dazu passt auch seine Abbildung Fig. 3a. — Die Modifikationen der Sohlengestalt, wie sie durch Dorsal- oder Plantarflektion erzeugt werden, auf welche er ebenfalls noch eingeht, können für unsere Frage nicht massgebend sein, indem dieselben offenbar durch Muskeleinwirkungen hervorgebracht werden, wie z. B. das Tieferrücken der capitula I und V in der unbelasteten Plantarflektion von der Aktion des m. peronaeus longus und des m. tibialis posterior herrührt. Die Frage, welche uns hier beschäftigt, betrifft ja nur die Art, wie der belastete flache Fuss seine Belastung auf den Boden überträgt. — Richtig gibt Beely auch an, dass die grössere Beweglichkeit der Metatarsusknochen IV und V auf der Art ihrer Artikulation mit dem Kuboides beruhe, dagegen ist die von ihm ebenfalls hierfür mit angeführte Artikulation zwischen Kalkaneus und Kuboides nicht mit hierher zu rechnen, indem diese Verbindung zu den Fugen des Grundgewölbes gehört, und bei dem Aufsetzen durch den Gegendruck des Bodens, sowie durch die Belastung von Seiten

---

[1]) Zur Mechanik des Stehens. — Langenbeck's Archiv Bd. XXVII Heft 2.

des Astragalus festgestellt wird. — Auch für die grosse Zehe ist die Angabe richtig, dass ihre Beweglichkeit auf die Artikulation zwischen Metatarsus I und cuneiforme I und auf diejenige zwischen cuneiforme I und Navikulare angewiesen sei; wie oben gezeigt, ist letztere Artikulation von grösserer Wichtigkeit. Den Metatarsus II mit dem cuneiforme II berücksichtigt er nicht, weil er diese für feststehend hält, obgleich sie, wie oben gezeigt, in Bedeutung und Bewegung sich der grossen Zehe anschliessen. Immerhin gewährt Beely's Beobachtung einen willkommenen Beitrag zur Unterstützung der gegebenen, auf rein anatomischer Analyse fussenden Darstellung der Lastvertheilung auf das vordere Ende des Metatarsus.

Fassen wir die statische Funktion des Fusses nach der ganzen durchgeführten Beweisführung so auf, dass nur die dritte Zehe massgebend für die Gewölbebildung ist, so können wir auch das Verhalten des Metatarsus V erklären, welches zu der Kontroverse geführt hat, ob das capitulum oder die tuberositas desselben vorderer Punkt des äusseren Fussgewölbes sei. Die Kontroverse fällt schon von selbst dadurch, dass ein äusseres Fussgewölbe in dem früher verstandenen Sinne gar nicht anzuerkennen ist. Der Umstand aber, der zu der Kontroverse geführt hat, dass nämlich das capitulum an dem Boden lag, ohne festgestellt zu sein und doch die äussere Ansicht die Basis so gehoben zeigte, dass der Metatarsusknochen mit dem Kuboides und dem Kalkaneus einen Bogen bildete, den man als Gewölbebogen deuten zu sollen glaubte, — dieser Umstand findet nun seine Erklärung darin, dass der Metatarsus III für sich allein den Gewölbecharakter des Fusses bestimmt und dass der Metatarsus V nur als stets unterstützungsbereite Strebe seitlich angeheftet ist. Hierfür muss aber der Metatarsus V mit seiner Basis in einer gewissen Höhe des Gewölbes seitlich angeheftet sein und mit seinem Kapitulum an dem Boden liegen.

Nachdem in dem bisherigen die Gruppirung der Knochen des Fusses für dessen statische Funktion beim Stehen auf der flachen Sohle ermittelt worden ist, erwächst nunmehr die Aufgabe zu untersuchen, in welcher Weise durch Bänder die oben begründete Art der Funktion unterstützt wird. Nach dem entwickelten leitenden Grundsatze wird diese Aufgabe spezieller dahin zu stellen sein, dass aus der grossen Menge der Fusswurzelbänder diejenigen als eine Gruppe ausgeschieden werden, welche als Theile des statischen Apparates, wie solcher beim Sohlenstande funktionirt, mitwirken, und es werden dabei wieder zwei Untergruppen zu unterscheiden sein, nämlich:

1) die Gruppe der Gewölbebänder,
2) die Gruppe für die Seitenstreben.

Die Gruppe der Gewölbebänder muss auf der plantaren Seite gelegen sein, weil der Grundsatz des Aufbaues des Fussgewölbes derjenige eines Bowstring-Gewölbes ist.

Für die einfachste Grundlage des Gewölbes, bestehend aus Kalkaneus, Kuboides, cuneiforme III und Metatarsus III findet sich ein einziger überaus kräftiger Bänderzug, welcher sich von der plantaren Fläche des Kalkaneus bis zu der plantarwärts gewendeten äusseren Fläche der Basis des Metatarsus III erstreckt.

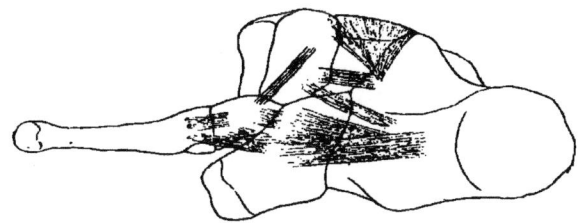

Fig 6.

Unterer Bänderzug für den Halt des Fussgewölbes, bestehend aus lig. calcaneo-cuboideum plantare nebst dessen Fortsetzungen auf das os cuneiforme III und die Basis des os metatarsi III für das einfachste Gewölbe, — und aus lig. calcaneo-naviculare plantare sowie einem Bandstreifen von dem os naviculare zu dem os cuneiforme III für die Ergänzung.

Er zerfällt in einzelne Theilstücke, welche theils zwischen je zwei Knochen liegen, theils einen Knochen überspringend sich an den dritten Knochen anheften, wobei sie auch an dem zwischenliegenden Knochen eine oberflächliche Fixirung finden können. — Der Zug beginnt, an dem Kalkaneus als ligamentum calcaneocuboideum plantare, welches sich an das tuberculum transversum des Kuboides ansetzt. Ein mehr gegen innen gelegener oberflächlicherer Theil desselben geht über die innere hintere Ecke des Kuboides unmittelbar zu dem cuneiforme III und der Basis des Metatarsus III (ligamentum calcaneo-cuneiforme III und lig. calcaneo-metatarseum III). — Fortsetzung des Zuges ist eine sehr starke Bandmasse, welche den ganzen Zwischenraum zwischen Kuboides und cuneiforme III ausfüllt und zwar in Fort-

setzung der Richtung der inneren Hälfte des ligamentum calcaneo-
cuboideum (ligamentum cubo-cuneiforme III interosseum.) — Der vordere Theil dieses Bandes setzt sich noch
auf die plantarwärts gewendete äussere Fläche der Basis des
os metatarsi III fort (ligamentum cubo-metatarseum
III interosseum,) und wird verstärkt durch ein von dem
cuneiforme III zum os metatarsi III hinaufsteigendes ligamentum
cuneo-metatarseum III interosseum externum, welches
in einer Rinne der äusseren Fläche der Basis des os metatarsi
III eingebettet ist. Von diesen beiden Bändern verlaufen häufig
einzelne Bündel an der äusseren Seite der Artikulation zwischen
cuneiforme III und metatarsus III dorsalwärts aufsteigend und
werden dadurch in hohem Grade hemmend. Ein ähnliches Band
(ligamentum cuneo-metatarseum III interosseum
internum) findet sich an der inneren Seite des os metatarsi
III, und zwar verstärkt durch ein von der äusseren Fläche des
os cuneiforme II kommendes Bündel (ligamentum cuneo II
— metatarseum III interosseum.)

Mit Ausnahme der letztgenannten, auf der inneren Seite gelegenen Bündel sind also alle diese Bänder ein einziger Zug,
welcher die plantaren Seiten der das einfachste Gewölbe bildenden
Knochen unter einander so vereinigt, dass sie im Stande sind
die Belastung zu tragen. Es ist dabei zu beachten, dass die
Basis des os metatarsi III und das mit ihr verbundene os cuneiforme III eine solche Schieflage besitzen, dass deren äussere Fläche
mehr nach unten (plantar) sieht, als nach aussen, und deswegen
durchaus geeignet ist als Anheftepunkt für Bänder von plantarem
Charakter zu dienen. Deswegen gehören auch die auf der inneren
Seite des Metatarsus III befindlichen Bänder genau genommen
nicht mit in diese Kategorie und sind nur mit aufgezählt, weil
sie in einer gewissen Symmetrie mit den an der äusseren Seite
gelegenen entsprechenden Bändern für die Vereinigung des Metatarsus III mit dem cuneiforme III Beihülfe leisten.

Ebenso einfach wie die Bindung des einfachsten Grundgewölbes erweist sich die Bindung der Ergänzung des Gewölbes durch den Bogen, welchen Navikulare und Astragalus
mit dem cuneiforme III und dem Kalkaneus bilden. — Von den
dabei zu berücksichtigenden Verbindungen ist hier diejenige
zwischen Astragalus und Kalkaneus nicht weiter zu verfolgen
und zwar theils wegen ihrer Eigenart, welche bei anderer Gelegenheit noch besonders zu besprechen sein wird, theils deswegen,

5

weil der Astragalus mehr nur nach Art eines Schlusssteines zwischen Kalkaneus und Navikulare durch die Schwere eingekeilt wird und deswegen in diesem Gewölbe mehr anspannend auf einen Theil der Bänder wirkt. — Es ist also nur zu untersuchen wie das cuneiforme III mit dem Navikulare und dieses in seiner Vortreibung durch den Astragalus mit dem Kalkaneus verbunden ist, so dass plantarer Widerstand gegen das Einsinken des Gewölbes gegeben ist. — Wir finden hier nun vor allen Dingen wieder den longitudinalen Zug, welcher auf der äusseren unteren Seite schon durch das ligamentum calcaneo-cuboideum vertreten ist, in Gestalt des ligamentum calcaneo-naviculare plantare, eines mächtigen Bandes, welches sich an die innere Seite des vorher genannten Bandes so unmittelbar anreiht, dass beide als ein Kontinuum erscheinen können. Die nahe Verwandtschaft derselben gibt sich auch noch dadurch kund, dass bisweilen ein nach seinem Ursprunge unstreitig zum lig. calcaneocuboideum gehöriger Bandstreifen sich an das Navikulare ansetzt. — Ferner finden sich mehrere ligamenta scapho-cuneiformia III plantaria, welche, wenn auch nicht so stark, wie das entsprechende lig. cubo-cuneiforme III, doch vollständig genügen, die nöthige plantare Bindung des cuneiforme III und des Navikulare herzustellen.

Der keilförmigen Wirkung des cuneiforme III, welche bestrebt ist, Navikulare und Kuboides aus einander zu drängen, wirken starke plantar gelegene Bandbündel entgegen, welche die genannten beiden Knochen widerstandsfähig vereinigen. Ligamenta scapho-cuboidea plantaria) und zwar sind dabei theils oberflächlich liegende, theils sehr starke interossea besonders zu beachten.

In Bezug auf die als Streben dienenden seitlichen Zehengruppen ist zu untersuchen, in wie weit diese durch Bänder eine solche Befestigung erhalten können, dass sie dadurch in den Stand gesetzt sind, der ihnen obliegenden statischen Funktion zu entsprechen. Da die Metatarsusknochen in der Projektion auf den Boden divergent gestellt sind, müssen die den Fussrändern näher liegenden Metatarsusknochen in ihrer Anstemmung an den Boden einen Horizontalschub ihrer Kapitula erfahren; es ist nicht zu verkennen, dass dieser für die gelegentliche einseitige Verbreiterung des Stützpunktes wichtig wird, — dagegen ist aber auch andererseits eben so wenig zu verkennen, dass dem Horizontalschub, wenn die Stützungsmöglichkeit nicht verloren gehen soll, gewisse enge Grenzen gesetzt sein müssen. — Die Auffindung dieser Grenzen wird als erste Aufgabe erscheinen. — Ferner ist es nothwendig, dass die Basis der betreffenden Metatarsusknochen, beziehungsweise für die grosse und die zweite Zehe die entsprechenden Kuneiformia, so an das Grundgewölbe gebunden seien, dass sie diesem auch die nöthige Stützung sichern können. — Diese Verbindungsweise nachzuweisen, muss dann die zweite Aufgabe sein.

Den Horizontalschub der Kapitula halten vor Allem die sogenannten ligamenta capitulorum in richtigen Schranken. Der Name dieser Bänder könnte nicht schlechter gewählt sein, weil er den Begriff erweckt, als ob diese Bänder die Kapitula unter einander vereinigen, während dieselben durchaus keine Verbindung mit den Kapitula zeigen. Sie verbinden vielmehr nur diejenigen sehr dicken und festen Theile der Metatarso-Phalangalkapseln, welche auf der plantaren Seite die Gelenkfläche der Grundphalanx so fortsetzen, dass der hintere (plantare) Theil der Kapitula der Metatarsusknochen bei festliegenden Zehen auf diesen Kapseltheilen seine Artikulation findet. An der grossen Zehe erhält diese kappenartige Platte eine Modifikation durch die Einlagerung der Sesambeinchen. Der Faserverlauf in diesen Kappen ist ein querer und sie werden durch zwei Arten von queren Fasern gebildet; die eine Art gehört im engeren Sinne der Kapsel an und steht auf beiden Seiten des Gelenkes in engstem Zusammenhange mit den ligamenta lateralia; die andere Art wird gegeben durch ein gemeinschaftliches Band, welches unter allen Kapitula quer durchlaufend theils das Faserlager der Kappen ergänzt, theils in den Zwischenräumen zwischen den einzelnen Metakarpo-Phalangalgelenken frei gespannt von einer Kappe zur andern hinübergeht, so dass durch diese freiliegenden Theile alle fünf Kappen zu einem Ganzen verbunden werden, welches gewissermassen eine fünffächerige Gelenkhöhle für alle fünf Metatarsusknochen zusammen darstellt. — Diese freien Theile des gemeinschaftlichen Querbandes sind die, wie ersichtlich, sehr unpassend so genannten ligamenta capitulorum; sie sind sehr stark zwischen den vier kleinen Zehen; etwas schwächer ist dasjenige zwischen der grossen Zehe und der zweiten Zehe. — Da also die erwähnten Kappen durch diese Ligamente so verbunden sind, dass sie über eine gewisse Grenze hinaus sich nicht von einander entfernen können, und da die Kapitula der Metatarsusknochen in diesen Kappen stecken, so bilden diese Ligamente das Streck-

band gegen den Horizontalschub (Spreizung) der Metarsusköpf-
chen. — Durch die Spreizung der Metatarsusknochen wird der
Fuss in der Richtung quer über deren Kapitula um ungefähr den
fünften Theil breiter.

Noch verdient eine interessante Bildung Erwähnung, welche
in gleicher Weise wie die Reihe der ligamenta capitulorum dem
Horizontalschub der Metatarsusköpfchen entgegenwirkt, ohne jedoch mit dem Knochengerüste selbst in näherer Verbindung zu
stehen. Es ist ein Bandstrang, für welchen man den Namen:

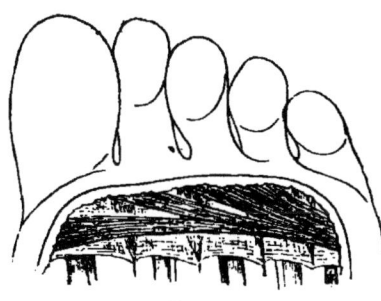

Fig. 7.

Ligamentum plantare transversum subcutaneum.

ligamentum plantare
transversum subcu-
taneum als den geeig-
netsten zu wählen hat.
(Fig. 7.) Es ist ein fibro-
ser Streifen, welcher unter
der Haut an der Stelle der
Hohlfalte gelegen ist, welche sich zwischen der plantaren Fläche der Zehen und
dem vorderen Sohlenpolster
befindet. Derselbe beginnt
konzentrirter in der Haut des äussern Randes der kleinen Zehe und
verläuft quer gegen innen, um in der Haut des inneren Randes
der grossen Zehe zuendigen; auf diesem Wege gibt er gegen
die Wurzeln der einzelnen zwischenliegenden Zehen noch einzelne Zipfel ab, welche sich in deren Haut verlieren. — Will
man diesen Bandstreifen nicht als zu dem Plane des mechanischen
Apparats des Fusses gehörig ansehen, so muss man in ihm ein
Produkt der durch die Spreizung erzeugten queren Zerrung auffassen und kann dann in dem Umstande, dass er von einem
Konzentrationspunkte an der kleinen Zehe gegen die übrigen
Zehen gewissermassen ausstrahlt, einen Hinweis darauf finden,
dass die Abduktion des Kleinzehen-Metatarsusknochens in der
Spreizung der Metatarsusköpfchen die grösste Bewegung ausführt.

Die zweite Frage in Bezug auf den Mechanismus der als
Seitenstreben wirkenden beiden Zehengruppen richtet sich auf die
Art und Weise, wie diese Zehen an ihrer Basis, beziehungsweise
ihren Kuneiformia so gebunden sind, dass einestheils diese Theile
nicht ebenfalls wie die Kapitula dem Horizontalschube nachgeben
können und anderentheils so fest mit dem Grundgewölbe vereinigt
sind, dass sie als Seitenstützen auf dieses zurückwirken können.

Diesem Zwecke dienen zunächst eine ganze Reihe überaus starker ligamenta interossea basium metatarsi, welche sowohl von dem äusseren als von dem inneren Fussrande aus gegen die Basis des Metatarsus III dorsalwärts aufsteigen; und die Reihe dieser Bänder setzt sich an beiden Fussrändern auf die Fusswurzel, soweit diese zum Grundgewölbe gehört, fort, d. h. bis zum Kuboides und zum Navikulare. — Zu beachten ist indessen hierbei, dass der Metatarsusknochen der grossen Zehe frei ist und sich nicht in diese ringförmige Bandmasse eingeschlossen findet, wogegen aber sein cuneiforme I in dieser Beziehung sich so verhält, als ob es seine Basis wäre. — Der bezeichnete Bandring beginnt an dem Aussenrande des Fusses mit einem ligamentum cubo-metatarseum V plantare, welches von der plantaren Fläche des Kuboides auswärts gerichtet zur plantaren Fläche der Basis des Metatarsus V hingeht; er setzt sich dann als ligamentum interosseum basium metatarsi V et IV, und ferner metatarsi IV et III fort. — An dem Innenrande des Fusses beginnt der Bandring als ligamentum scaphocuneiforme I plantare, und setzt sich fort als ligamentum interosseum cuneiforme I — metatarsus II, und ferner als ligamentum interosseum basium metatarsi II et III. — In der Basis des Metarsus III als in dem höchsten Punkte begegnen sich also die beiden Hälften des Ringbandes, von welchen die eine der äusseren und die andere der inneren Zehengruppe angehört. — Ergänzt werden diese ligamenta interossea durch in gleicher Weise

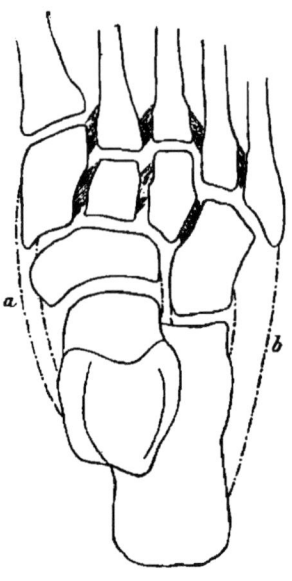

Fig. 8.

System der ligamenta interossea zwischen der Basis der Metatarsusknochen und zwischen den Fusswurzelknochen vorderer Reihe. Die Zeichnung ist ermöglicht durch künstliches Auseinanderrücken der Knochen. — Zugleich ist durch schematische Linien angedeutet, wie nicht nur os cuboides und os naviculare durch innere und äussere Bänder an den Kalkaneus gebunden sind, sondern auch die Fusswurzelknochen vorderer Reihe durch Vermittelung dieser Knochen als eine Art von Schlinge ebenfalls indirekt einen Halt am Kalkaneus finden; — und wie in gleicher Weise auch die Reihe der Metatarsusknochen als eine Art von Schlinge an den Kalkaneus befestigt ist. Der Erklärung bedürfen nur die beiden Schenkel a und b der letzteren Schlinge. — a. ist die bandartige Verbindung des os cuneiforme I mit dem sustentaculum tali, erzeugt durch das von letzterem entspringende Retinakulum der Sehne des m. tibialis posterior und durch das Ende dieser Sehne selbst. — b. ist der gewöhnlich als Theil der fascia plantaris aufgefasste starke fibröse Strang zwischen dem tuberculum externum des Fersenhöckers und der tuberositas ossis metatarsi V.

angeordnete ligamenta basium ossium metatarsi dorsalia zwischen den kleinen Zehen.

An der Beweglichkeit der seitlichen Zehengruppen nehmen aber auch, soweit es die innere dieser beiden Gruppen angeht, die zu dieser gehörenden cuneiformia I und II Antheil, und diesem Verhältniss entsprechend findet sich noch eine durch diese hindurchgehende Abzweigung des beschriebenen Bandringes durch ein sehr starkes dorsalwärts aufsteigendes ligamentum interosseum cuneiforme I et II, an welches sich ein ebenfalls sehr starkes und ebenfalls dorsalwärts aufsteigendes ligamentum interosseum cuneiforme II et III anreiht. Auf der äusseren Seite des cuneiforme III befindet sich dann das ebenfalls dorsalwärts aufsteigende ligamentum cubo-cuneiforme III, welches in seinem schrägen Verlaufe vom Kuboides zum cuneiforme III eine longitudinale Komponente besitzt, durch welche es ein Haupttheil der Bildung des Grundgewölbes wird, und eine quere Komponente, durch welche es den durch die Kuneiformia gehenden Bandring ergänzt. — Dieser letztere Ring geht also wie der durch die Metatarsusknochen gehende vom Navikulare zum Kuboides und hat an dem inneren Fussrande das ligamentum scapho-cuneiforme I mit dem Metatarsus-Bandring gemein.

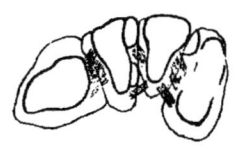

Fig. 9.

Vordere Ansicht der ligamenta interossea zwischen den Fusswurzelknochen vorderer Reihe, um deren Verlaufsrichtung zu zeigen.

Die beschriebene in zwei ringförmigen Anordnungen zu Stande kommende Bindung durch ligamenta interossea wird in sehr wichtiger Weise ergänzt durch sehr starke rein plantare Bänder, welche, in drei Schichten angeordnet, eine quere Wölbung des Fusses an der Basis der Metatarsusknochen und an den zunächst gelegenen Theilen der Fusswurzel in der Weise erzielen, dass diese Wölbung ihren Höhepunkt in der Basis des Metatarsus III und in dem cuneiforme III findet. Durch diesen Umstand wird für die Basis der Metatarsusknochen beziehungsweise die cuneiformia I und II nicht nur eine Hemmung gegen Spreizung gegeben, wie durch die ligamenta interossea, sondern auch für die Aufwärtsbewegung eine feste Grenze bestimmt. — Auch in diesen Bändern ist eine ringförmige Anordnung nicht zu verkennen, wobei die Ringbildung allerdings zunächst nur von der Basis des Metakarpus V zum cuneiforme I geht, da auch für diese Verbindung das cuneiforme I die Basis des Metatarsus I zu vertreten hat, — wobei aber doch durch die seitlichen Anfangsbänder der früher beschriebenen Bandringe, nämlich durch das ligamentum cubo-metatarseum V plantare und das ligamentum scapho-cuneiforme I plantare auch diese Ringe an die Elemente Kuboides und Navikulare des Grundgewölbes gebunden sind.

Die tiefste Schichte geht von der Basis eines Metatarsusknochens und zwar von der plantaren Leiste derselben zu der entsprechenden Stelle des nächstliegenden, wobei statt der plantaren Leiste der Basis des Metatarsus I die äussere Fläche des cuneiforme I eintritt. Die vier Bänder, welche diese Schichte bilden, sind also ligamenta plantaria basium ossium metatarsi V et IV, IV et III, III et II und ein ligamentum cuneiforme I — metatarsus II. — Auch die beiden Abtheilungen (innere und äussere) dieser Bänderreihe konvergiren gegen vorn und oben und begegnen sich an der Basis des Metatarsus III. — Zu derselben Schichte gehören auch ähnlich angeordnete Bänder zwischen den einzelnen cuneiformia so wie zwischen dem cuneiforme III und dem Kuboides, ligamenta plantaria cuneiforme I—II, II—III, III — cuboides.

Tritt in dieser Schichte schon eine beiderseitige Konzentration gegen die dritte Zehe deutlich hervor, so findet sich diese noch entschiedener ausgesprochen in der zweiten Schichte, welche die eben erwähnte von unten her deckt. Diese besteht nämlich in der Reihe der Basis der Metatarsusknochen aus zwei langen und sehr festen Bändern, welche beide an der plantaren Leiste der Basis des Metatarsusknochens III angeheftet sind, und von welchen das eine von der Basis des Metatarsus V und das andere von der äusseren Fläche des cuneiforme I entspringt (Ligamentum plantare basium ossium metatarsi V et III, ligamentum plantare cuneiforme I — metatarsus III). — In gleicher Weise sieht man von der Basis des Metatarsus V und von der äusseren Fläche des cuneiforme I je ein Band entspringen, welches sich an die plantare Leiste des cuneiforme III anheftet. (Ligamentum plantare metatarsus V — cuneiforme III, und cuneiforme I—III.) — Diese langen Bänder der zweiten Schichte hängen mehr oder weniger mit denjenigen der tiefsten Schichte so zusammen, dass eine bestimmte Grenze zwischen den beiden Schichten oft kaum aufzufinden ist.

Die dritte oberflächlichste Schichte besteht aus einem Komplex von Bandstreifen, welche zwischen dem äusseren und dem inneren Fussrande frei ausgespannt sind. In diesem Komplexe lassen sich einzelne Streifen unterscheiden zwischen Metatarsus V und Metatarsus II, Metatarsus V und cuneiforme I, Metatarsus V und Navikulare, Kuboides und Navikulare. — Die stärkere Konzentration dieser Streifen an dem Metatarsus V weist, wie das ähnliche Verhältniss an dem oben beschriebenen ligamentum subcutaneum unterhalb der Metatarso-Phalangalgelenke, darauf hin, dass die kleine Zehe von den beweglicheren vier Zehen die grösste Beweglichkeit besitzt.

Ueberblicken wir kurz die Bänderanordnung, welche die statische Funktion des flach aufgesetzten Fusses ermöglicht, so finden wir, wenn auch anscheinend eine verwirrende Anzahl von Bändern dabei zu berücksichtigen ist, eine überraschende Einfachheit in der physiologischen oder mechanischen Gruppirung derselben.

Das einfachste Grundgewölbe wird zusammengehalten durch einen Längszug, welcher theils als oberflächlicher liegende ligamenta plantaria, theils als ligamenta interossea von dem Kalkaneus durch das Kuboides und das cuneiforme III zum os metatarsi III geht;

Das ergänzte Grundgewölbe besitzt ausser diesem Längszug noch einen zweiten, welcher von dem Kalkaneus durch das Navikulare zum cuneiforme III geht. Der Astragalus hilft diesen Zug spannen. — Ausserdem ist der Ergänzungstheil noch mit der einfachsten Anlage dadurch fest verbunden, dass ein sehr starkes ligamentum interosseum Kuboides und Navikulare an einander kettet.

Die als Streben wirkenden nach aussen und nach innen von der dritten Zehe liegenden Zehen sind in zwei Halbringe zusammengefasst, welche aussen an dem Kuboides, innen an dem Navikulare beginnen und sich in der Basis des Metatarsus III, beziehungsweise in dem cuneiforme III so begegnen, dass sie zusammen einen kontinuirlichen Ring von dem Navikulare bis zu dem Kuboides darstellen. Der Ring geht theils als ein tieferer, durch ligamenta interossea gebildeter, in einem grösseren Bogen durch die Basis der Metatarsusknochen und in einem kleineren durch die cuneiformia, — theils geht er als ein oberflächlicher in einem grösseren Bogen an der Plantarseite der Basis der Metatarsusknochen und in einem kleineren an der Plantarseite der Kuneiformia. — Der Metatarsusknochen der grossen Zehe bewahrt dabei seine Selbst-

ständigkeit und ist nicht in diese Bogen eingeschlossen.
— Jeder Halbring (äusserer und innerer) gestattet Beweglichkeit der in ihm enthaltenen Zehen und gewährt an der Grenze der Beweglichkeit die nöthige Hemmung. Der Spreizung des vorderen Theiles der Metatarsusknochen wird durch die ligamenta capitulorum und durch das ligamentum subcutaneum die nöthige Grenze gesetzt.

III. Grosszehenstand.

Bei dem Grosszehenstand wird die Schwere des Körpers ganz allein durch die grosse Zehe getragen, welche flach am Boden liegt, während der Metatarsusknochen derselben aufrecht gestellt ist. Die Schwerelast wird also durch die flach liegende grosse Zehe dem Boden übertragen und deren Metatarsusknochen hat die Uebertragung von dem Unterschenkel aus zunächst zu übernehmen, wobei die zwischenliegenden Fusswurzelknochen (Astragalus, Navikulare, Kuneiforme) die Vermittelung zwischen ihm und dem Unterschenkel übernehmen. Die übrigen Metatarsus- und Tarsusknochen bleiben dabei ausser Beanspruchung, so weit sie nicht in accessorischer Weise Unterstützung bieten. Die kleinen Zehen bleiben deshalb auch bei dem Grosszehenstande ausser Berührung mit dem Boden.

Damit der gestellten Aufgabe genügt werden könne, muss die grosse Zehe möglichst senkrecht unter das untere Ende des Unterschenkels gebracht werden und zwar sowohl in der Ansicht von vorn, als auch in der Seitenansicht, und die Gruppirung der zwischen dem Unterschenkel und der grossen Zehe liegenden Knochen muss der Art gestaltet sein, dass die Reihe derselben im Stande ist, dem Schweredruck den nöthigen Widerstand zu leisten. Dass diese Gruppirung nichts mit einer Gewölbekonstruktion gemein haben kann, ist selbstverständlich, denn die Reihe der hierbei statisch funktionirenden Knochen muss eine annähernd senkrecht gestellte sein. Den Grundsatz, nach welchem eine annähernd senkrecht gestellte Reihe kleinerer Knochen in den Stand gesetzt ist, eine Belastung zu tragen, finden wir aber an einer anderen Stelle des Körpers sehr deutlich ausgesprochen, nämlich an der Wirbelsäule. Wir sehen hier nicht die Wirbel senkrecht über einander gelagert, so dass der Druck von dem einen zum andern direkt fortgeleitet wird, sondern wir sehen die einzelnen Abschnitte der Wirbelsäule in Bogengestalt angeordnet, so dass die Belastung des oberen Endes des Bogens von der Bogenkrümmung federnd aufgenommen und der elastische Widerstand stets nur in dem Verhältnisse des Grades der Belastung in Anspruch genommen wird, aus welchem Grunde denn auch der stärker belastete Bogen eine stärkere Krümmung zeigt, als der geringer belastete. Die Vortheile einer solchen Anordnung sind einleuchtend.

Wir dürfen erwarten, eine ähnliche Anordnung auch in der Knochenreihe zwischen dem Unterschenkel und der grossen Zehe zu finden, und diese Voraussetzung rechtfertigt sich auch durch die Thatsachen.

Die erste Bedingung, welche zu erfüllen ist, ist die, dass die grosse Zehe so nahe als möglich senkrecht unter das untere Ende des Unterschenkels gebracht werde. Da aber dieselbe in dem flach aufgesetzten Fusse weit nach vorn und nicht unbedeutend nach innen von diesem Ende gelegen ist, so muss die grosse Zehe nach hinten und nach aussen geführt werden, oder vielmehr: es muss, da die grosse Zehe auf dem Boden festliegt, das untere Ende des Unterschenkels nach vorn und innen geführt werden, was nur zugleich mit einer Streckbewegung in dem Gelenk des Astragalus gegen den Unterschenkel geschehen kann. Allen diesen Bedingungen entspricht der musculus peronaeus longus. Sein Durchgang unterhalb des äusseren Knöchels bedingt die Erhebung auf die Fussspitze durch Seiten-

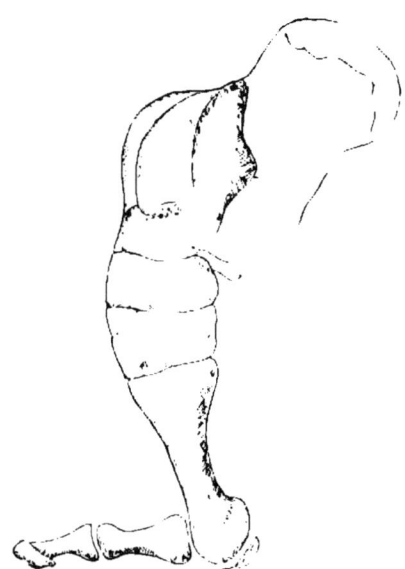

Fig. 10.

Seitliche Ansicht des eingestellten Apparates für den Grosszehenstand, bestehend aus astragalus, os naviculare, os cuneiforme I und II und os metatarsi I.

druck auf das Fussgelenk, und zwar muss dieser eine um so sicherere und ausgiebigere sein, da er nicht nur auf einen Fusswurzelknochen (den Kalkaneus), sondern auch auf den äusseren

Knöchel einwirkt, so dass seine Wirkung sich an zwei einander gegenüberstehenden Punkten auf beiden Seiten (vor und hinter) der Axe der Astragalusrolle äussern kann. Sein Ansatz an der Basis des Metatarsusknochens I und oft auch des Kuneiforme I zieht in schräger Richtung diese Knochenpunkte nach hinten und nach aussen, so weit es die Beweglichkeit dieser Knochen gestattet. Die Verlaufsrichtung seiner Sehne durch die Fusssohle zerfällt nämlich in zwei ungefähr gleichwerthige Komponenten, von welchen die eine den Zug nach aussen, die andere den Zug nach hinten gibt.

Die zweite Bedingung, welche zu erfüllen ist, ist die, dass die Knochenreihe zwischen dem Ende des Unterschenkels und der grossen Zehe in bogenförmiger Gestalt angeordnet sei. Auch dieses bringt der musculus peronaeus longus zu Stande, indem er den unteren Knochen der Reihe (das os metatarsi I) nach hinten zieht, bis eine möglichst starke Wölbung der inneren Seite des Fussrückens erzielt ist. Ist die Bildung der Wölbung einmal auf diesem Wege eingeleitet, so wird sie durch die Schwerelast unterhalten und verstärkt.

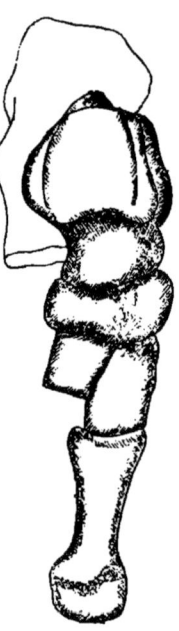

Fig. 11.

Vordere Ansicht des eingestellten Apparates für den Grosszehenstand. — In Fig. 10 und 11 ist der Kalkaneus als nur sekundär betheiligt linear gehalten.

Rechnen wir nun noch hinzu, dass der m. peronaeus longus durch Seitendruck auf das Kuboides auch noch den äusseren Fussrand in dorsaler Richtung hebt, und dadurch die grosse Zehe mehr vereinzelt hinstellt, so erkennen wir in diesem Muskel das wichtigste Agens für Einstellung des Fusses zum Grosszehenstand.

Durch den Zug des m. peronaeus longus werden demnach alle vor dem Astragalus liegenden Knochen des inneren Fussrandes unter Erhebung des ganzen Fusses in Streckstellung (auf seine Spitze) nach hinten und aussen geführt, während der Astragalus in seiner Streckstellung ruhend verharrt; dadurch wird aber der innere Theil des Navikulare unter den Kopf des Astragalus geführt, so dass dessen Druck, durch das Navikulare fortwirkend, das cuneiforme I und II trifft; von dem ersteren wird er dann dem Metatarsus I übergeben und geht von dessen Kapitulum durch Vermittelung der Sesambeine auf den Boden über. An dem Boden liegt die grosse Zehe flach ausgestreckt und ihr Metatarsusknochen befindet sich gegen sie in einer so starken Dorsalflexion, dass zwischen beiden ein spitzer Winkel ist. Je nach dem Grade dieses Winkels trifft die aus dem hinteren Theile der Astragalusrolle vor dem Metatarso-Phalangalgelenk der grossen Zehe herabfallende Schwerlinie einen mehr vorn oder mehr hinten liegenden Punkt der grossen Zehe selbst. Es zeigt sich also auch in dieser Beziehung eine Analogie zwischen dem Verhältniss der grossen Zehe in dieser Stellung gegenüber den übrigen Knochen des inneren Fussrandes und dem Verhältniss des Fusses gegenüber dem Unterschenkel.

—————

Wenn die Reihe der genannten Knochen in der angegebenen Gruppirung im Stande sein soll, die Schwerebelastung zu tragen, so müssen die Verbindungen zwischen ihnen der Art sein, dass sie dieses auch leisten können. Ihre Gruppirung in einen nach vorn konvexen Bogen wurde oben mit der Gruppirung der Lendenwirbel verglichen und deren Tragfähigkeit als auf das in diesen herrschende Prinzip des federnden Widerstandes sich gründend bezeichnet. Bei den Wirbeln ist die Widerstandsfähigkeit dieser Art vorzugsweise durch die Zwischenwirbelscheiben gegeben und wird durch die fascia longitudinalis unterstützt. Irgend eine Anordnung, welche einer Zwischenwirbelscheibe gleich oder ähnlich wäre, findet sich aber in den bei dieser statischen Leistung des Fusses interessirten Gelenken nicht, auch nicht einmal in Gestalt von ligamenta interossea; daher bleibt die Widerstandsfähigkeit des besprochenen Fussknochenbogens allein auf die Bänder angewiesen, welche eine Analogie mit der fascia longitudinalis der Wirbelsäule zeigen; und da es an der Lendenwirbelsäule die an deren konvexen Seite herabziehenden fascia longitudinalis anterior ist, welche deren Widerstandsfähigkeit begründen hilft, so werden auch an dem Fussknochenbogen die an der k o n - v e x e n vorderen Seite liegenden Bänder es sein müssen, welche die Leistungsfähigkeit des Bogens vermitteln. Ehe die hierher gehörenden Bänder ausgeschieden werden können, ist es indessen nothwendig, erst die Beziehungen des os c u n e i f o r m e II zu diesem Apparate zu untersuchen, indem dieser Knochen genau genommen nicht mit zu den direkt an die grosse Zehe sich anschliessenden Knochen gehört, aber doch ein wichtiger Bestandtheil des Apparates ist. Dass das cuneiforme I zunächst die Uebertragung der Belastung auf das os metatarsi I zu vermitteln hat, ist selbstverständlich, indem es allein mit diesem Knochen in Verbindung steht; — es wird aber auch noch direkter darauf hingewiesen durch die Thatsache, dass die plantare Seite des cuneiforme, welche in der bogenförmigen Kombination der Knochen des inneren Fussrandes den stärkeren Druck empfängt, sehr bedeutend breiter ist, als die dorsale Seite und dass demgemäss auch die Berührungsfläche mit dem Navikulare plantar sehr viel breiter ist, als dorsal; — zugleich ist in dieser Beziehung auch noch als eine wichtige Thatsache zu beachten, dass der sehr verbreitete plantare Rand des cuneiforme I stark gegen die Mittellinie des Fusses gerückt ist, so dass er durch den ihn auch häufig direkt treffenden Zug des m. peronaeus longus leicht in die konkave Seite des tragenden Bogens gerückt wird und damit stützend wirken kann. — Dagegen ist aber nicht zu verkennen, dass die Berührungsfläche des cuneiforme I mit dem Navikulare eine verhältnissmässig kleine ist, namentlich wenn man sie mit dem Umfange der Druckfläche vergleicht, mit welcher das caput astragali auf die gegenüberliegende konkave Seite des Navikulare einwirkt. Das cuneiforme I kann also nur einen Theil und zwar einen seitlichen Theil des vom caput astragali kommenden Druckes aufnehmen. Diesem Nachtheile wirkt das cuneiforme II entgegen, indem es keilförmig zwischen Navikulare und cuneiforme I eingefügt und mit letzterem auf das Festeste verbunden ist, insbesondere durch ein sehr kräftiges ligamentum interosseum, welches von seinem Ursprunge an dem cuneiforme I zehenwärts zu seinem Ansatze an dem cuneiforme II verläuft und dadurch einen Druck, welchen das Navikulare auf das cuneiforme II überträgt als Zug auf das cuneiforme I in der Richtung gegen die Zehen weitergibt; zugleich übermittelt das cuneiforme II den empfangenen Druck auch theilweise direkt als Druck in der schräg nach aussen und vorn verlaufenden Gelenkfuge an das cuneiforme I. — Rechnen wir nun noch hinzu, dass diejenigen Bänder, welche dem beim Grosszehenstande tragenden Bogen die nöthige Widerstandsfähigkeit verleihen, wie sogleich auszuführen sein wird, auch mit Rücksicht auf das cuneiforme II angeordnet sind, so werden wir kein Bedenken tragen, diesen letzteren Knochen als so wichtig anzusehen, dass wir ihn unbedenklich als einen integrirenden Bestandtheil des tragenden Bogens ansehen dürfen, wenn dieser auch in seiner einfachsten Gestalt nur das cuneiforme I enthalten dürfte. — Weitergehend könnte man eine ähnliche Rolle auch noch dem os metatarsi II beimessen, indem dieses ebenfalls durch ein ligamentum interosseum von gleicher Verlaufsrichtung wie dasjenige zwischen cuneiforme II und cuneiforme I an letzteren Knochen gebunden ist und dadurch ebenfalls denjenigen Theil des Druckes, welchen es etwa von dem cuneiforme II erhalten sollte, noch auf das cuneiforme I übertragen kann. — Ein Präparat des Bogens, an welchem nur das cuneiforme II erhalten, das os metatarsi II aber weggenommen ist, zeigt übrigens vollständige Tragfähigkeit, so dass die Mitwirkung des os metatarsi II jedenfalls nicht sehr hoch anzuschlagen sein kann.

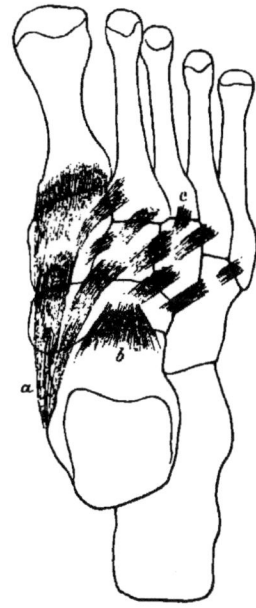

Fig. 12.

Dorsaler innerer schräger Bänderzug. — a. Beginn desselben durch das lig. calcaneo-naviculare dorsale. — b. kappenartiges lig. talo-naviculare. — c. gerades dorsales Band zwischen os cuneiforme III und basis ossis metatarsi III.

Die Bänder, welche die Widerstandsfähigkeit der besprochenen bogenförmigen Knochenkombination begründen, sind nach einem sehr einfachen Systeme geordnet, dessen Grundlage ein einziger schräger Längszug ist, welcher in Verbindung steht mit dem ligamentum calcaneo-naviculare. Der innere Theil dieses starken und breiten Bandes wirft sich bekanntlich über das Navikulare auf den Fussrücken, wobei er theils am Fussrande frei liegend auf der Dorsalfläche des Navikulare seine Anheftung findet, theils mit der tuberositas ossis navicularis so verschmolzen ist, dass man seine von hier ausgehenden Fortsetzungen als besondere Bänder ansehen kann. Diese Fortsetzungen gehen aber theils auf das cuneiforme I, theils auf das os cuneiforme II (lig. scapho-cuneiforme I und scapho-cuneiforme II); als Fortsetzung dieses Zuges kann auch das dorsale Band zwischen cuneiforme I und cuneiforme II angesehen werden, indem es in derselben Richtung verläuft und in seinen hinteren Theilen eigentlich noch demjenigen Theile des Zuges angehört, welcher von der tuberositas ossis navicularis auf das cuneiforme II übergeht. Dieser Zug widersteht durch seine quere Komponente dem relativen Andrängen des Astragaluskopfes nach innen und durch seine longitudinale Komponente der Vorwärtswölbung des Navikulare und der beiden Kuneiformia. — Sehr wesentlich wird diese Wirkung noch ergänzt durch einen anderen mehr longitudinalen Zug, welcher von dem collum astragali zunächst zu dem Navikulare geht. Man findet nämlich zwischen dem Astragalus und dem Navikulare ein sehr interessantes und wichtiges ligamentum talo-naviculare dorsale, welches dadurch ausgezeichnet ist, dass es von der oberen und den beiden seitlichen Flächen des collum astragali entspringt, kappenartig das caput astragali einhüllt und mit einem schmalen Ansatze auf der Mitte der Dorsalfläche des Navikulare endet. Der innere Rand dieses Bandes wird bei der Einwärtsdrehung des Astragaluskopfes angespannt, der äussere bei der Auswärtsdrehung desselben. Das ganze Band aber leistet zugleich einem Hervortreten des Astragaluskopfes über den dorsalen Rand des Navikulare oder einem Zurückweichen des Navikulare auf dem Kopfe des Astragalus Widerstand. Eine Fortsetzung dieses Bandes bildet ein sehr starkes ligamentum scapho-cuneiforme II dorsale, so dass durch den inneren Theil des lig. talo-naviculare und dessen eben erwähnte Fortsetzung ein sehr widerstandsfähiger dorsaler Längszug von dem Astragalus zu dem os cuneiforme II geht.

Zwischen dem os cuneiforme I und der Basis des os metatarsi I wird der Widerstand durch ein sehr breites und starkes ligamentum cuneo-metatarseum I gewährt, welches breit an dem vorderen dorsalen Rande und zum Theil von der oberen Fläche des os cuneiforme I entspringt und sich verbreitert an der dorsalen Fläche und an den Seitenflächen der Basis des os metatarsi I ansetzt.

Die drei beschriebenen Bandzüge gewähren dem tragenden Knochenbogen des inneren Fussrandes in ähnlicher Weise Unterstützung und Widerstandsfähigkeit, wie die fascia longitudinalis anterior der Lendenwirbelsäule. — Bei dem Grosszehenstande sind alle diese Bänder straff gespannt, die plantaren aber alle erschlafft, insbesondere auch das lig. calcaneo-naviculare plantare.

————

Das aufgerichtete os metatarsi I steht mit seinem Kapitulum auf den Sesambeinen, und diese, auf dem Boden festliegend, bilden die ruhende Gelenkfläche, in welcher sich der Metatarsusknochen aufrichtet und in welcher er, wenn aufgerichtet, ruht. —

Die Sesambeine sind ihrer eigentlichen Stellung nach nicht als zum Knochengerüste gehörige Theile anzusehen. Sie gehören vielmehr in die Kategorie der Sehnenknochen, welche ihrerseits als Verknöcherungen solcher Sehnentheile anzusehen sind, welche wegen Ueberschreitung von Rollen verdickt und verdichtet sind. Urtypus eines solchen Sehnentheiles ist die Stelle der Sehne des m. peronaeus longus, welche sich als ein sehr harter Knoten da findet, wo diese Sehne in die Rinne des Kuboides eintritt und welche eine deutliche Artikulationsfläche dem tuberculum transversum dieses Knochens zuwendet. Urtypus eines Sehnenknochens ist die Patella, welche als ein verknöcherter Theil der Strecksehne des Kniees das Gleiten dieser Sehne über das untere Ende des Femur erleichtert. — Wo solche Sehnenknochen den Anheftungsstellen von den Muskeln, zu welchen sie gehören, sehr nahe liegen, und wo solche Anheftungsstellen den Gelenken so nahe liegen, dass die Sehnen mit der Gelenkkapsel verschmelzen, da erscheinen solche Sehnenknochen auch wohl als Verknöcherungen der Kapsel. Dieses ist z. B. der Fall mit den nicht selten vorkommenden Sehnenknochen in den Ursprüngen der m. gastrocnemii an dem Femur; auch mit der Patella würde dieses ohne Zweifel der Fall sein, wenn nicht die vordere Kapselwand des Kniegelenkes so ausserordentlich schwach ausgebildet wäre. Ganz im Gegensatze dazu ist die plantare Kapselwand der Metatarso-Phalangalgelenke überaus stark ausgebildet, so dass sie die festen Kappen bildet, mit welchen der plantare Ginglymustheil der Metatarsusköpfchen artikulirt, während die Grundphalanx der Zehen in ihrer dorsal-flexorischen Stellung auf dem Arthrodietheile des Kapitulum liegt; deswegen erscheinen auch die beiden Sesambeine der grossen Zehe, welche die Sehnenknochen der beiden Gruppen plantar gelegener Grosszehenmuskeln sind, als Bestandtheile jener plantaren Kappe des Metatarso-Phalangalgelenkes der grossen Zehe, so dass es nicht gezwungen erscheint, wenn man sie mehr zu den Theilen des Knochengerüstes als zu den Theilen des Muskelsystems zu rechnen pflegt. Eine solche Auffassung erscheint um so mehr, wenn auch nicht gerade korrekt, so doch opportun, wenn man an den Gelenkhöhlencharakter jener Metatarso-Phalangalkappen denkt. — Die Fortsetzungen der Muskelsehnen zwischen den Sesambeinen und der Basis der Grundphalanx erscheinen dann als sehr starke Bänder, welche eine Entfernung der Sesambeine von der Grundphalanx hemmen; andererseits haben aber auch die Sesambeine wegen der innigen

Vereinigung der Kappen überhaupt mit den ligamenta lateralia an der Seite gegen die Fusswurzel hin kräftige Retinakula, welche sie an den Metatarsusknochen binden. Diese beiderlei Verbindungen aber geben der in dem Grosszehenstande vorhandenen sehr starken Dorsalflexion der grossen Zehe eine sehr widerstandsfähige Hemmung, wobei die Sesambeine nicht mehr auf dem Boden liegen, sondern mehr an der nun nach hinten gewendeten plantaren Seite des Kapitulum.

Ihre mechanische Bedeutung finden die Sesambeinchen in dem Akte der Aufrichtung, wobei sie durch die ihnen entsprechenden tiefen Rinnen auf dem Kapitulum eine gesicherte nicht seitlich schwankende Bewegungsbahn verbürgen.

Somit ist also durch geeignete Bänderspannung der innere Fussrand im Grosszehenstande als tragende Säule mit der breiten Basis der am Boden liegenden grossen Zehe vollständig widerstandsfähig organisirt.

Ueber die hierbei noch interessirenden Verhältnisse der Fixirung zwischen Astragalus und Kalkaneus ist später noch besonders zu sprechen. Hier waren nur die Beziehungen des Astragalus als des die Belastung zuerst aufnehmenden Knochens zu den die Belastung zum Boden fortpflanzenden Knochen zu berücksichtigen.

IV. Kleinzehenstand.

Während bei dem Grosszehenstande die Knochenreihe des inneren Fussrandes, durch den musculus peronaeus longus dazu eingestellt, als tragende Säule erscheint, finden sich bei dem Kleinzehenstande dieselben Verhältnisse, durch Einstellung mittels des musculus tibialis posterior eingeleitet, an dem äusseren Theile des Fusses in den kleinen Zehen.

Bei dieser Art des Stehens sind mutatis mutandis dieselben Bedingungen zu erfüllen, wie bei dem Stehen auf der grossen Zehe. Die vier kleinen Zehen, flach auf dem Boden liegend und im Maximum der Dorsalflexion befindlich, müssen die Schwerebelastung aufnehmen und auf den Boden übertragen. Die von ihnen gebildete Fläche muss demnach, soweit möglich, unter das untere Ende des Unterschenkels gebracht sein, und der ganze Knochenkomplex zwischen dem die Belastung zunächst auf-

6

...nehmenden Astragalus mit den Gelenke auf dem Boden übertragenden Zehen muss der Art angeordnet sein, dass er dem
Körper die nöthige Widerstandsfähige Stütze gewährt. Auch diese
Anordnung der Fussknochen kann — wie die entsprechende im
Gesundenstande — nur dadurch zu Stande kommen, dass der
ganze Fuss in dem Gelenke zwischen Astragalus und Unterschenkel
möglichst gestreckt und der ganze innere interossäre Knochenkomplex dadurch möglichst senkrecht gestellt wird, so dass er
als tragende Säule wirken kann; und für das Gesetz, nach
welchem diese Säule dem angemessenen Ansprüche genügen kann,
ist auch hier der Vergleich mit der Lendenwirbelsäule anzuziehen
und anzuerkennen, dass der ganze intonnirende Knochenkomplex
die Gestalt eines nach vorn konvexen Bogens haben muss,
welcher Bogen, durch normale Bänder festgestellt, die Belastung
federnd aufnehmen kann.

Bei dem Kleinzehenstande liegen die vier kleinen Zehen auf
dem Boden und sind dabei theils stark gegen innen gerückt und
auch so geordnet, dass jede Zehe, je näher sie dem äusseren
Fussrande gelegen ist, um so mehr gegen die nach innen von ihr
gelegene Zehe nach innen gestellt ist. Der Fuss ist also in
dem Astragalus-Unterschenkel-Gelenke gestreckt, — ferner ist er
um seine Längenaxe so gerollt, dass der Kleinzehenrand plantarwärts gegen innen gerichtet ist, — und ausserdem ist der Fussrücken zwischen dem Astragalus und den kleinen Zehen möglichst
nach vorn gewölbt. — Die grosse Zehe und der ganze innere
Fussrand sind dorsalwärts nach aussen gerollt, und die grosse
Zehe selbst, wenn auch in vermehrter Dorsalflexion am Boden
liegend, ist doch keineswegs festgestellt, sondern beweglich; sie
ist also bei dem Kleinzehenstande nicht betheiligt.

Alle diese Veränderungen in der Haltung des Fusses werden
allein durch den musculus tibialis posterior zu Stande
gebracht. Damit soll indessen nicht gesagt sein, dass nicht bei
dem Einnehmen der Kleinzehenstellung und bei dem Unterhalten
derselben auch andere Muskeln mitwirken können, wie z. B. die
Wadenmuskeln für Erzielung und Unterhaltung der Streckstellung;
der genannte Muskel genügt aber für Erzeugung und Veränderung
der Haltung, und so ist er als der typische Muskel hierfür anzusehen und steht hierin analog dem musculus peronaeus longus
da; denn wie dieser, den äusseren Fussrand umschlingend, quer
durch die Sohle zum Grosszehenrande geht, so geht der m. tibialis
posterior, den inneren Fussrand umschlingend, mit einem grossen

Theile seiner Sehne quer durch die Fusssohle in das ganze Gebiet der kleinen Zehen und zieht diese unter starker Wölbung des Fussrückens nach hinten und innen. Gleichzeitig hebt er, da er unter dem inneren Knöchel hindurchgeht, den ganzen Fuss in Streckstellung, — und rotirt zugleich den inneren Fussrand dorsalwärts nach aussen. Diese letztere Wirkung bringt er theils durch den Haupttheil seiner Sehne zu Stande, welche an die tuberositas ossis navicularis und an das os cuneiforme I inserirt ist, theils auch durch eine Art von Insertion an dem Kalkaneus, welche dadurch gebildet wird, dass ein sehr starkes fibroses R e t i - n a k u l u m, von dem sustentaculum tali ausgehend, sich etwas hinter der tuberositas ossis navicularis fest mit der nach vorn gehenden Sehne verbindet, so dass durch Hülfe dieses Retinakulum der Zug des Muskels auch auf den Kalkaneus einwärts rotirend wirkt.

Durch den rotirenden Zug, welcher auf solche Weise sowohl auf den inneren Fussrand als auch auf die plantare Seite der kleinen Zehen geübt wird, kommt der Kopf des Astragalus auf den mehr äusseren Theil der Höhlung des Navikulare zu stehen und gibt die Belastung zunächst durch das Navikulare an das os cuneiforme II und III.

Wenn nun ermittelt werden soll, wie sich in dieser Stellung die einzelnen Zehen verhalten, so wird für die Entscheidung hierüber vor allen Dingen die Art, wie sich die in die Fusssohle eindringende Sehne des m. tibialis posterior in ihrer Vertheilung verhält, massgebend sein müssen, denn die Theile, welche von dieser am entschiedensten angegriffen werden, müssen diejenigen sein, welche die Einstellung

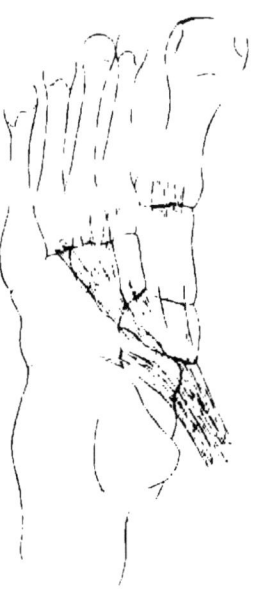

Fig. 13.
Insertion des m. tibialis posterior.

zunächst erfahren, welche demnach auch den grössten Antheil an der statischen Funktion nehmen. — Wir sehen nun einen Zipfel an das os cuneiforme II und einen an das os cuboides gehen; ein ungleich stärkerer mittlerer Zipfel geht aber an das os cuneiforme III und ist theils an dieses angeheftet, theils geht er über dasselbe hinweg. Der angeheftete Theil setzt sich

6*

in Gestalt dreier starker Bänder auf die Basis der Metatarsusknochen III, II und IV fort; der freie Theil der Sehne spaltet
sich aber in zwei Zipfel, von denen je einer sich an die Basis
der Metatarsusknochen II und IV anheftet. — Durch dieses Verhalten werden die drei genannten Metatarsusknochen als die
in dem Kleinzehenstande funktionirenden Elemente bezeichnet,
und zwar weist die starke Anheftung der Sehne an das os cuneiforme III und die davon ausstrahlende Fortsetzung der Sehne
auf die drei Metakarpusknochen darauf hin, dass die dritte
Zehe als die am meisten in Anspruch genommene anzusehen sei.
Die kleine Zehe ist aber dadurch von der unmittelbaren Wirkung
ausgeschlossen. — Vergleicht man nun mit dieser Thatsache ein
Präparat, an welchem die Bänder ausgearbeitet sind, so dass man
das Verhalten der einzelnen Knochen beobachten kann, so findet
man, dass in Wirklichkeit bei dem Kleinzehenstande nur die
Kapitula der Metatarsusknochen II, III und IV fest auf dem
Boden stehen, das Kapitulum des Metatarsusknochen V aber den
Boden eben so wenig erreicht, wie das Kapitulum des Metatarsusknochens der grossen Zehe; — und es ergibt sich hieraus, dass
die grosse und die kleine Zehe bei dem Kleinzehenstand nicht
unmittelbar betheiligt sind, sondern nur bei seitlichen Schwankungen
nach aussen oder nach innen als gelegentlich wirkende Streben
oder Stützen mitwirken können.

Einen wichtigeren Hinweis auf die vorherrschende Bedeutung
der dritten Zehe bietet der folgende Umstand. Wenn man die
Konfiguration der Fussknochen auf dem Fussrücken ansieht, so
fällt es sogleich auf, dass die Mittellinie der beiden cuneiformia II
und III mit der Mittellinie der zu ihnen gehörigen Metatarsusknochen einen nach aussen vorspringenden Winkel bildet und
dass das Verhältniss des os metatarsi IV zu dem Kuboides ein
ähnliches ist. Der tragende Bogen erscheint also in jedem dieser
drei einzelnen Theile, um einen Vergleich zu gebrauchen, skoliotisch
d. h. nicht in derselben Ebene gelegen, sondern seitwärts (nach
aussen) ausgebogen; — er erscheint dadurch also weniger widerstandsfähig. Dieser Umstand ist indessen nur scheinbar ungünstig,
und insbesondere ist es wieder die dritte Zehe, welche die günstigsten
Verhältnisse für die Widerstandsfähigkeit in der passenden Richtung darbietet. Vor allen Dingen ist hierfür zu beachten, dass
die oben erwähnte Winkelbildung auf der dorsalen Fläche gerade
bei der dritten Zehe am wenigsten hervortritt. Ferner aber ist
zu berücksichtigen, dass in einem tragenden aufrechten Bogen

die konvexe (dorsale) Seite die minder wichtige ist, indem diese nur den Zugwiderstand zu leisten hat, dass dagegen die konkave (plantare) Seite, welche den Druckwiderstand zu gewähren hat, für die Stabilität viel wichtiger ist, und dass deshalb, wenn nur diese konkave Seite in einer geraden Ebene liegt, die abweichende Gestaltung der dorsalen Seite von geringerer Bedeutung ist. Sieht man aber den fraglichen Knochenkomplex von der plantaren Seite an, so findet man, dass hier diese Winkelknickung zwischen dem cuneiforme III und dem os metatarsi III nicht sichtbar ist, indem die unterere Kante des cuneiforme III durch die bekannte Schieflage dieses Knochens so gegen innen gerückt ist, dass ihre Mittellinie, nach vorn fortgesetzt, in das capitulum ossis metatarsi III fällt, — und an der Basis dieses Knochens ist die plantare tuberositas ebenfalls so weit nach innen gestellt, dass sie in dieselbe Linie fällt. Die sich in der Belastung auf einander stemmenden Theile beider Knochen sind also mit dem Kapitulum in einer geraden Ebene, und ausserdem besitzen sie in dorsoplantarer Richtung eine beträchtliche Ausdehnung, so dass durch diese beiden Umstände die Tragfähigkeit dieses Bogens sehr viel gesicherter ist. — An der zweiten und an der vierten Zehe finden sich diese Korrektionen zwar auch vor, aber bei weitem nicht so stark ausgesprochen, wie bei der dritten Zehe, so dass damit also die dritte Zehe auch von dieser Seite aus als die vorzugsweise statisch funktionirende angesehen werden muss. — Wir erkennen auch in dieser Art der Gestaltung der interessirten Knochen, insbesondere der zu der dritten Zehe gehörigen, denselben Grundsatz, welcher bereits für den Grosszehenstand an dem cuneiforme I und os metatarsi I hervorzuheben war, nämlich ein Hineinrücken der plantaren Theile in die Belastungsebene.

Nach dem soeben Entwickelten ist als die einfachste Grundlage für die Bildung des im Kleinzehenstande tragenden aufrechten Bogens die Kombination Astragalus, Navikulare, cuneiforme III, os metatarsi III anzusehen. Ein Präparat, welches nur diese Elemente enthält, zeigt dieselben auch als zu einem widerstandsfähigen Bogen geeignet. Indessen überzeugt man sich doch bald, dass in diesem Apparate eine unsichere Stelle ist, diejenige nämlich zwischen Navikulare und cuneiforme III. Der Grund der Unsicherheit liegt darin, dass die Ebene, in welcher diese beiden Knochen sich berühren, eine schräg gelegene ist und zwar bei dem aufgerichteten Fusse nach innen abfallend. Die Folge dieses Verhältnisses ist, dass in der Belastung das Navikulare nach innen abrutscht, beziehungsweise durch den Gegendruck des Bodens das cuneiforme III nach aussen hinaufrutscht. Sehr wesentlich wird dieser Ueberstand dadurch gebessert, dass man das cuneiforme II noch neben dem cuneiforme III erhält. Der Druck des belasteten Navikulare wird alsdann auch von dem cuneiforme II aufgenommen und durch die enge Verbindung dieses mit dem cuneiforme III auch auf dieses übertragen. Die Uebertragung ist dadurch eine sichere, weil eine breitere Aufnahmefläche dem auf der konkaven Seite des Navikulare drückenden Astragaluskopfe entgegensteht. Andererseits wird aber auch dadurch ein Auswärtsrutschen des cuneiforme III gehemmt, indem das Navikulare sich mit einem (wenn auch stumpfen) Winkel zwischen die beiden cuneiformia eindrängt, wodurch eine straffere gegenseitige Fixirung zwischen beiden zu Stande kommt. — Eine genügendere Hemmung des Rutschens des cuneiforme III auf dem Navikulare kommt aber erst zu Stande, wenn auch das Kuboides an dem Präparate erhalten bleibt, denn jetzt ist damit für das cuneiforme III dasselbe Verhältniss gegeben, auf welches bereits bei dem Sohlenstande aufmerksam gemacht wurde. Es treibt sich nämlich keilförmig zwischen die fest verbundenen beiden Knochen Navikulare und Kuboides ein und wird damit genau fixirt. — Cuneiforme II und Kuboides ergänzen also sehr wesentlich den bei dem Kleinzehenstande wirkenden einfachsten Apparat; dass und wie die Metatarsusknochen II und IV namentlich durch Verbreiterung der Stützfläche an dem Boden den Apparat noch weiter ergänzen, ist in Früherem bereits angegeben. In wie weit dann auch noch der Kalkaneus mitwirken kann, soll später untersucht werden, wenn die Beziehungen des Astragalus zu diesem Knochen besprochen werden.

Für die Feststellung des Bogens müssen bei dem Kleinzehenstande aus denselben Gründen wie bei dem Grosszehenstande die dorsalen Bänder als die vorzugsweise wirksamen erscheinen und neben diesen die schon in Früherem berücksichtigten ligamenta interossea, welche zwischen den Knochen der vorderen Reihe der Fusswurzelknochen, sowie zwischen der Basis der Metatarsusknochen angeordnet sind, verstärkt durch dorsale oberflächliche Bänder zwischen der Basis der Metatarsusknochen der kleinen Zehen, und zwischen den Knochen der vorderen Fusswurzelreihe — und ferner die sogenannten ligamenta capitulorum, welche alle einerseits die betreffenden Knochen in der queren Richtung fest aneinander binden und andererseits

die Spreizung der Zehen innerhalb gewisser Grenzen halten. —
Von den direkter wirkenden Bändern ist zuerst das früher erwähnte kappenartige ligamentum talo-naviculare anzuführen, dessen äusserer mit dem apparatus ligamentosus sinus tarsi zusammenhängender Rand hemmend für die Drehung des Astragalus-Kopfes nach aussen wirkt und damit diesen auf dem Navikulare fixirt. — Zwischen dem Navikulare und den Knochen der vorderen Fusswurzelreihe findet sich ein sehr schönes System schräg verlaufender Bänder, welche eine Fortsetzung des ligamentum calcaneo-naviculare auf den Fussrücken darstellen und dessen zum cuneiforme I und II gehende Elemente bereits in Früherem (Grosszehenstand) erwähnt wurden. An diese Elemente reihen sich, von der Dorsalfläche des Navikulare ausstrahlend, noch ein lig. scapho-cuneiforme III und ein lig. scapho-cuboideum an. Als eine Fortsetzung des letzteren erscheint ein dorsales lig. cubo-metatarseum V (s. Fig. 12). Dieses ist zugleich das äusserste Glied einer Reihe von Bändern, welche von der vorderen Reihe der Fusswurzelknochen zur Basis der Metatarsusknochen hingehen, und über welche nachher noch Genaueres zu sagen sein wird. Für jetzt genüge es anzuführen, dass ein Theil dieser Bänder ebenfalls dem erwähnten Systeme schräg nach auswärts gerichteter Bänder angehört. Dieses System wirkt also auch in seinem auf die kleinen Zehen fortgesetzten Theile für den Kleinzehenstand ebensosehr bindend, wie sein früher erwähnter Theil für den Grosszehenstand.

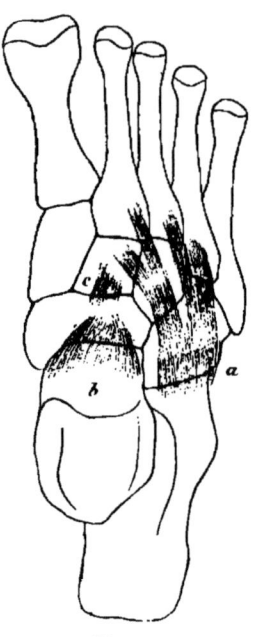

Fig. 14.

Dorsaler äusserer schräger Bänderzug. — a. Beginn desselben durch das lig. calcaneo-cuboideum externum. — b. kappenartiges lig. talo-naviculare. — c. dessen Fortsetzung auf das os cuneiforme II.

Dieses System wird indessen in seiner Funktion für den Kleinzehenstand noch sehr unterstützt durch ein anderes System schräger Bänder, welches sich von dem äusseren Fussrand über den Fussrücken gegen den inneren Rand hin wirft, in ähnlicher Weise, wie das vorher erwähnte System von dem inneren Fussrande gegen den äusseren. Wie dieses letztere durch das lig. calcaneo-naviculare dorsale an dem Kalkaneus beginnt, so beginnt auch das äussere System durch die ligamenta-calcaneo-cuboidea lateralia und dorsalia an dem Kalkaneus. Es setzt sich sodann fort als ein lig. cubo-cuneiforme III dorsale und begegnet zwischen dem cuneiforme III und dem cuneiforme II dem inneren Systeme so, dass das Band zwischen diesen beiden Knochen einen queren Verlauf zeigt. Ferner setzt sich dieses System noch auf die Basis der Metatarsusknochen IV, III und II fort und durchkreuzt sich hier theilweise mit den Fortsetzungen des inneren Systems.

Besonders beachtenswerth ist unter den von der vorderen Fusswurzelreihe zu der Basis der Metatarsusknochen gehenden Bändern ein sehr starkes, gerade verlaufendes lig. cuneiforme III — metatarsus III, indem dieses wiederum darauf hinweist, dass auch in dem Kleinzehenstande die dritte Zehe die Hauptrolle spielt. In ihm vereinigen sich gewissermassen die longitudinalen Komponenten beider Systeme, wie in dem lig. cuneiforme II — cuneiforme III sich die queren Komponenten derselben vereinigen, um die Resultirende körperlich darzustellen. — An die Basis der Metatarsusknochen der kleinen Zehen gehen ausserdem dem inneren Systeme strenger angehörig noch folgende Bänder, nämlich: von dem cuneiforme I zum metatarsus II, von dem cuneiforme II ebenfalls zum metatarsus II, von dem cuneiforme III zum metatarsus IV, und das vorher schon erwähnte von dem cuboides zum metatarsus V.

Es ist unverkennbar, dass auf der Dorsalseite in der zu den kleinen Zehen gehörigen äusseren Region des Fusses die beiden beschriebenen schrägen Bandsysteme sich gegenseitig in solcher Weise zu einer gemeinsamen Resultirenden in longitudinaler Richtung ergänzen, dass dadurch für den Kleinzehenstand eine beträchtliche dorsale Widerstandsfähigkeit gegeben ist.

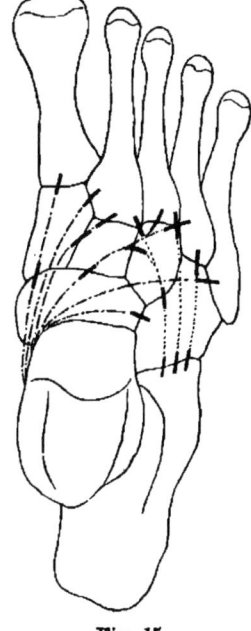

Fig. 15.

Durchkreuzung der beiden dorsalen schrägen Bänderzüge. — Schematisch gehalten.

V. Astragalus und Kalkaneus.

In allen drei Arten der statischen Funktion des Fusses ist der Astragalus dasjenige Element des Fusses, welches die Belastung zunächst aufnimmt und auf die übrigen Theile des Fusses überträgt, wobei er zugleich verschiedene Stellungen einzunehmen hat, indem er sich in dem Sohlenstande an drei Punkten (Körper, processus anterior calcanei und sustentaculum tali) auf den Kalkaneus stützt, in dem Grosszehenstande aber mit seinem Kopfe auf den inneren Theil des Navikulare und in dem Kleinzehenstande ebenfalls mit seinem Kopfe auf den äusseren Theil des Navikulare. Es ist deswegen nun noch besonders zu untersuchen, durch welche Anordnungen die Möglichkeit gegeben ist, dass der Astragalus in diesen verschiedenen Stellungen in solcher Weise festgestellt ist, dass er sowohl gegen den Unterschenkel als auch gegen - den übrigen Fuss hin die nöthigen Widerstände leisten kann.

Es ist hierbei zuerst daran zu erinnern, dass die zwischen Unterschenkel und Astragalus als an einem Ginglymusgelenk fungirenden ligamenta lateralia sich nicht darauf beschränken, ihren unteren Ansatz an dem Astragalus zu finden, sondern dass dieselben noch auf andere Theile der Fusswurzel übergreifen, namentlich auf den Kalkaneus. Das ligamentum laterale pedis externum zerfällt ja bekanntlich in die drei Elemente: lig. talo-fibulare anterius, lig. talo-fibulare posterius und lig. calcaneo-fibulare; die beiden erstgenannten sind Fixatoren beziehungsweise Hemmungsbänder für den Astragalus, das letztere aber geht mit Ueberspringung des Astragalus von der Fibula zu dem Kalkaneus. Merkwürdiger ist in dieser Beziehung noch das ligamentum laterale pedis internum, denn dieses ist eine einzige zusammenhängende starke fibrose Platte, welche, von dem malleolus internus tibiae ausgehend, ihre Anheftung an dem Astragalus, dem Kalkaneus und dem Navikulare findet, so dass deren einzelne Elemente als lig. talo-tibiale, lig. calcaneotibiale und lig. tibio-naviculare nur künstlich können geschieden werden. — In Folge dieser Anordnung der beiden ligamenta lateralia pedis ist also der Astragalus nicht nur an den Unterschenkel gebunden, sondern er ist auch zwischen Unterschenkel und Kalkaneus, beziehungsweise auch Navikulare, eingesperrt und in Bezug auf Sicherung seiner Lagerung durch diesen letzten

Umstand verhältnissmässig unabhängig von seinen eigenen Verbindungen gestellt.

Nichts desto weniger findet sich eine sehr starke und umfangreiche Bandverbindung von dem Charakter der ligamenta interossea zwischen Astragalus und Kalkaneus in dem sinus tarsi und dem canalis tarsi eingeschlossen und ausserdem mehrere oberflächliche Bänder, von welchen namentlich ein vorderes Bandsystem Bedeutung gewinnt. Die ligamenta interossea dienen vorzugsweise der innigen Vereinigung von Astragalus und Kalkaneus; das angedeutete vordere Bandsystem ist aber nicht auf direkte Vereinigung dieser beiden Knochen angewiesen, sondern es wirkt vorzugsweise durch Vermittelung des Navikulare auf die Feststellung des Astragalus.

Das ligamentum sinus tarsi, wegen seiner nicht scharf abgeschlossenen Ränder auch wohl als apparatus ligamentosus beschrieben, ist ein breites und starkes Band, welches von der oberen Fläche des processus anterior calcanei zu der äusseren Fläche des Halses des Astragalus hingeht. Da sein letzterer Anheftungspunkt in der Einwärtsstellung des Astragaluskopfes unterhalb der schiefen Axe des Astragalus liegt, und in der Auswärtsstellung des Astragaluskopfes oberhalb derselben, so ist dieses Band in diesen beiden Stellungen gespannt und wirkt hierdurch hemmend auf weitere Drehungen, damit aber auch zugleich feststellend zwischen Astragalus und Kalkaneus; — in der mittleren Stellung, in welcher die beiden Anheftungspunkte und der Durchschnitt der schiefen Axe des Astragalus in einer geraden Linie liegen, ist das Band schlaff.

Das ligamentum canalis tarsi ist, wo es am vollständigsten ausgebildet ist, ein sehr breites, plattes und starkes Band, welches zugleich als ein Theil der Gelenkkapsel der Gelenkverbindung zwischen corpus astragali und corpus calcanei dasteht. Es beginnt in dem trichterförmigen äusseren Anfange des canalis tarsi mit starken Faserbündeln, welche mehr gerade aufwärts steigen; von hier aus erstreckt es sich als eine kontinuirliche Platte durch die ganze Länge des canalis tarsi, indem es an dessen hinterer Grenze längs der Gelenkfläche des corpus calcanei entspringt und sich längs der Gelenkfläche des corpus astragali anheftet. Je weiter gegen innen, um so schräger aufsteigend wird die Richtung seiner Fasern. Dieses Band liegt ganz nach innen von der schiefen Axe des Astragalus und wirkt nach denselben Gesetzen wie das ligamentum sinus tarsi sowohl

bei Einwärtsdrehung wie bei Auswärtsdrehung des Astragaluskopfes hemmend und damit zugleich feststellend. — Die Dreh-
bewegungen des Astragalus (absolute sowohl als relative) sind
demnach der Hemmung, beziehungsweise Regulirung, durch ein
Kräftepaar unterstellt, welches durch die beiden genannten
Bänder gegeben ist.

Der äussere noch in dem trichterförmigen Anfange des canalis
tarsi liegende stärkere Theil des lig. canalis tarsi nimmt zwar
auch an der Doppelwirkung des ganzen Bandes Theil, wirkt
aber mehr gegen die Drehung nach auswärts; — und in dieser
Wirkung wird er unterstützt durch ein starkes breites Band
(ligamentum rectum sinus tarsi), welches, ebenfalls der
Kapsel der Gelenkverbindung zwischen corpus astragali und
corpus calcanei angehörig, noch in dem sinus tarsi von dem processus anterior calcanei zu dem Astragalus gerade hinaufsteigt.

Die in dem canalis tarsi eingeschlossene Bandmasse zeigt
manche Verschiedenheiten, welche für die Funktion indessen von
keiner Bedeutung sind, insbesondere kann der äussere Theil
doppelt sein und zwischen seinen beiden Theilen den Ursprung
des ligamentum cruciatum tarsi einschliessen, — oder es kann
der innere Theil von dem äusseren durch eine Lücke getrennt
sein, — auch findet sich wohl die an der vorderen Grenze des
canalis tarsi liegende Kapsel für die Gelenkverbindung zwischen
dem sustentaculum tali und dem Astragaluskopf zu einer stärkeren
Bandplatte entwickelt, welche dann die Drehung des Astragaluskopfes nach einwärts hemmen hilft.

Die oberflächlichen Bänder zwischen dem Kalkaneus
und dem Astragalus sind drei unbedeutende Bänder, welche dem
Gelenk zwischen corpus calcanei und corpus astragali angehören,
ein äusseres, ein hinteres und ein inneres, welches letztere allein
bisweilen eine für seine Kleinheit beträchtlichere Stärke erlangt;
vom sustentaculum tali zum corpus astragali gehend, kann es die
Drehung des Astragaluskopfes nach einwärts hemmen helfen.

Sehr beachtenswerth sind dagegen die vorderen Bandverbindungen des Astragalus. Es darf nicht erwartet
werden, dass das caput astragali eine Bandverbindung mit dem
Kalkaneus zeige, indem ja die demselben entsprechende Gelenkhöhle durch das Navikulare, den vorderen Theil des processus
anterior calcanei, das sustentaculum tali und das ligamentum
calcaneo-naviculare gebildet wird, bisweilen unter Betheiligung
auch einer kleinen Fläche des Kuboides. Das System der vorderen

Bänder des Astragalus wird deshalb auch auf das Navikulare statt auf den Kalkaneus gerichtet sein, aber damit doch indirekt den Astragalus in seiner Lagerung auf dem Kalkaneus festhalten.

Mittelpunkt dieses Systemes ist das früher bereits angeführte kappenartige ligamentum talo-naviculare. Dasselbe entspringt von der äusseren, oberen und inneren Peripherie des Kopfes des Astragalus und geht mit von allen Seiten konvergenten Fasern auf die Mitte der Dorsalfläche des Navikulare, wo es sich sehr schmal anheftet. Dieses Band gestattet die Drehungen des Astragaluskopfes, hemmt aber die Drehung auswärts durch seinen äusseren und die Drehung einwärts durch seinen inneren Rand. — Die beiden Ränder finden in dieser Funktion noch eine wesentliche Unterstützung durch einige andere Bänder. Der äussere Rand wird nämlich sehr verstärkt dadurch, dass ein starker Streifen sich von dem vorderen Rande des ligamentum sinus tarsi ablöst und sich dem äusseren Rande des lig. talo-naviculare beischliesst. — Auf der inneren Seite findet sich allerdings keine solche direkte Unterstützung durch Verstärkungsstreifen, aber es wird indirekt eine bedeutende Verstärkung dadurch gegeben, dass der auf den Fussrücken sich werfende Theil des lig. calcaneo-naviculare sich so eng an den inneren Rand des lig. talo-naviculare anschliesst, dass beide Bänder als ein zusammenhängendes Ganze erscheinen.

Der Astragalus bietet uns also die interessante Erscheinung, dass er sehr frei in einer Höhle gelegen ist, welche durch die beiden Unterschenkelknochen, den Kalkaneus und das Navikulare gebildet wird, und dass seine Bewegungen in dieser nur durch das lig.. talo-fibulare anterius und posterius, so wie durch das lig. talo-tibiale gegen den Unterschenkel, — durch das lig. talo-naviculare gegen das Navikulare, — und durch das lig. sinus tarsi und canalis tarsi gegen den Kalkaneus regulirt werden. Diese letztere Verbindung trägt dann auch noch sehr wesentlich dazu bei, ihm seine Lagerung unter allen Verhältnissen zu sichern. — Der Meniskuscharakter des Astragalus ist aber durch diese Anordnungen scharf ausgesprochen.

Bei dem Sohlenstande sind die statischen Beziehungen des Astragalus ziemlich einfache. Als Theil der Ergänzung des Grundgewölbes und zugleich als Uebertrager der Belastung auf dieses ruht er an zwei Punkten auf dem Kalkaneus, nämlich einestheils mit seinem Körper auf dessen Körper und anderentheils mit seinem Kopfe auf dessen processus anterior. Diese beiden

Punkte liegen in der Ebene des Grundgewölbes und sind daher sehr geeignet, diesem die Belastung zu übergeben. In Folge der Belastung des Astragaluskörpers von Seiten des Unterschenkels wird der Kopf desselben nach einwärts gedreht, indem der Körper auf der schiefen Ebene, welche die Gelenkfläche auf dem Körper des Kalkaneus darstellt, hinunterrutscht und zwar indem er zugleich eine Drehung um seine schiefe Axe ausführt. Der auf der anderen Seite der Axe liegende Kopf wird dadurch zugleich nach einwärts und aufwärts gedreht. Das Ende dieser Drehbewegung wird durch die Anspannung der beiden ligamenta interossea zwischen Kalkaneus und Astragalus bezeichnet und daneben tritt das sustentaculum tali, dessen Gelenkfläche sehr stark nach hinten aufsteigt, der weiteren Bewegung des Kopfes hemmend entgegen. — In Früherem wurde schon erwähnt, dass die Einwärtsdrehung des Kopfes wegen der schraubenförmigen Gestalt der gegen das Navikulare gewendeten Gelenkfläche das Navikulare nach vorn treibt und damit das ligamentum calcaneonaviculare plantare anspannt, so dass dieses als „Streckband" funktioniren kann. — In dieser Lagerung ist der Astragalus zwischen Kalkaneus und Navikulare eingekeilt. Der Keilwinkel, in welchem die vordere Fläche des Kopfes und die untere Fläche seines Körpers zu einander stehen, ist ungefähr ein Rechter. Da nun sowohl von dem Kalkaneus als auch von dem Navikulare aus der Gegendruck des Bodens auf den Astragalus einwirkt, so ist bei diesem Winkel die Gefahr für das Heraussprengen des Astragalus eine sehr grosse. Sie wird aber gänzlich gehoben einerseits durch die ligamenta interossea zwischen Kalkaneus und Astragalus und andererseits durch die Belastung des Astragalus von oben. Der Gegendruck des Bodens, welcher von dem Navikulare aus auf den Astragaluskopf wirkt, befördert sogar noch die Feststellung, indem er den letzteren an dem sustentaculum tali hinauftreibt und damit einerseits die ligamenta interossea straffer spannt und andererseits um die schiefe Axe den Körper des Astragalus tiefer über die Gelenkfläche auf dem Körper des Kalkaneus hinabdrängt, so dass damit an Feststellung nur gewonnen wird.

Minder einfach gestalten sich die Verhältnisse bei dem Zehenstande. Ich habe zwar durch Bandpräparate nachgewiesen, dass der tragende bogenförmige Apparat, welchen ich in dem letzten Abschnitte der Lendenwirbelsäule verglichen habe, vollständig tragfähig ist, wenn sein oberster Theil nur der Astra

galus ist und dieser sich allein auf das Navikulare stützt. In so
fern war ich auch berechtigt, den tragenden Bogen in seiner
einfachsten Gestalt oben mit dem Astragalus abzuschliessen.
Indessen ist doch nicht zu verkennen, dass der Astragalus, wie
oben gezeigt, viel zu wenig Verbindung mit dem Navikulare besitzt, als dass er für eine solche Funktion die nöthige Feststellung
gewinnen könnte; insbesondere würde er, da seine einzige Verbindung mit dem Navikulare nur durch das dorsale kappenförmige
lig. talo-naviculare vermittelt wird, eine Neigung zum Ausweichen
nach beiden Seiten und gelegentlich sogar eine Neigung zum
Umkippen nach vorn erkennen lassen. Er bedarf daher sehr der
Unterstützung und findet diese durch seine starke Verbindung
mit dem Kalkaneus, und dieser wird um so mehr in die Betheiligung an der Bogenbildung hineingezogen, als der obere Theil
seiner Gelenkverbindung mit dem corpus astragali eine solche
Lagerung besitzt, dass die den hintersten Theil der Astragalusrolle treffende Belastung auch auf ihn übertragen wird. Die auf
den Astragalus einwirkende Belastung zerlegt sich also in diesem
in zwei Komponenten, von welchen die eine sich auf das Navikulare fortpflanzt, die andere aber auf den Körper des Kalkaneus
übergeht. Durch die letztere wird der Kalkaneus so nach hinten
hinabgedrückt, dass er ebenfalls an der Bogenbildung theil-
nimmt, und dieses ist ihm gestattet dadurch, dass zwischen seinem
processus anterior und dem Navikulare eine nicht unbeträchtliche,
nur durch das lig. calcaneo-naviculare plantare ausgefüllte Lücke
sich befindet und durch seine grössere Beweglichkeit gegen das
Kuboides.

Diese Betheiligung des Kalkaneus an der Bildung
des tragenden Bogens wird auch in so fern von Wichtigkeit
für die Kräftigung des Bogens, als dadurch zugleich indirekt
die dorsale Spannung desselben auch für die Spalte zwischen
Astragalus und Navikulare vermehrt wird. Zunächst ist hierfür
zu berücksichtigen, dass direktere Bandverbindungen, welche für
die dorsale Spannung Bedeutung gewinnen können, zwischen
Kalkaneus und Navikulare gegeben sind durch das lig. calcaneo-
naviculare dorsale, durch den Verstärkungsstreifen, welchen das
lig. sinus tarsi an das lig. talo-naviculare dorsale abgibt und auch
durch das lig. calcaneo-naviculare externum; — und ferner ist
es auch als hierfür nicht für unwesentlich zu erkennen, dass die
beiden erstgenannten dieser drei Bandverbindungen als Unter-
stützungen des lig. talo-naviculare dorsale auftreten, wie oben

bereits gezeigt worden ist. — Deswegen musste auch in der in dem vorigen Abschnitte gegebenen Darlegung der Feststellung des tragenden Bogens diesen Bändern bereits ein Platz angewiesen werden, obgleich dort der Kalkaneus nicht als nothwendiger Bestandtheil des Bogens in dessen einfachster Gestalt anerkannt werden konnte.

Eine nothwendige Folge der Art, wie der Kalkaneus sich an der Bildung des Bogens betheiligt, ist der Druck, welcher dabei durch seinen processus anterior auf das Kuboides ausgeübt wird, so dass dieses auch in die Bogenwölbung hineingedrängt wird. Für den Grosszehenstand kann dieses Verhältniss allerdings nur die Bedeutung gewinnen, dass dadurch dem Navikulare auch von der äusseren Seite eine bessere Stützung gewährt wird; — für den Kleinzehenstand aber wird dieses Verhältniss von grösserer Wichtigkeit, indem dadurch das Kuboides so fest gestellt wird, dass es die nöthige Widerstandsfähigkeit für den Gegendruck des os metatarsi V und IV und des os cuneiforme III gewinnt. — Auf die Bedeutung, welche dem Kuboides in dieser letzteren Beziehung zu Theil wird, weist denn auch noch der interessante Bänderzug hin, welcher in Fortsetzung der ligamenta calcaneocuboidea dorsalia sich über den ganzen Fussrücken bis zur Basis des Metatarsusknochens II hinwirft und sich mit dem analogen Bänderzuge durchkreuzt, welcher von dem inneren Fussrande her in Fortsetzung des ligamentum calcaneo-naviculare dorsale sich bis zur Basis des Metatarsusknochens V quer über den Fussrücken wirft. Selbstverständlich ist der von dem Kalkaneus über das Kuboides gehende Zug ebensowenig wie der von dem Kalkaneus über das Navikulare gehende Zug eine einheitliche Platte, sondern besteht wie dieser aus einer Reihenfolge einzelner von Knochen zu Knochen gehender Bändchen. S. Fig. 15.

Die beiden soeben angeführten Bänderzüge gewähren jedoch nicht allein in Bezug auf die ihnen obliegende Funktion Interesse, sondern lassen sich auch noch unter einem gemeinsamen Gesichtspunkte mit einem anderen Gebilde zusammenfassen, welches man allerdings nicht zu den Bändern zu rechnen pflegt, welches aber ohne Weiteres in Bezug auf den Mechanismus des Fusses unter dieselben eingereiht werden kann. Es ist dieses die fascia plantaris, eine starke fibrose Platte, welche, von dem Fersenbeine entspringend, mit einem Haupttheile in einzelnen Zipfeln in die einzelnen Zehen ausstrahlt und mit einem anderen Haupttheile sich an die tuberositas ossis metatarsi V anheftet. Dass diese fascia plantaris ein Streckband darstellt, welches im Sohlenstande sehr dazu beiträgt, das Fussgewölbe zu stützen, ist ausser Frage; der zu der tuberositas ossis metatarsi V gehende Zipfel dient ohne Zweifel dem gleichen Zwecke, indem er einer zu starken Flachlegung der sehr beweglichen fünften Zehe widersteht. Die fascia plantaris gewinnt also für den Sohlenstand dieselbe Bedeutung, wie die beiden erwähnten dorsalen Bänderzüge für den Zehenstand, insbesondere der über das Naviculare kommende vorzugsweise für den Grosszehenstand und der über das Kuboides kommende für den Kleinzehenstand, und indem diese drei Züge alle von dem Fersenbein entspringen, wird dieses für alle Bänderspannungen, welche die drei Grundformen der statischen Funktionen ermöglichen, der letzte und damit wichtigste Widerstandspunkt, und dieser Charakter des Fersenbeines tritt noch deutlicher hervor, wenn man bedenkt, dass auch der überaus kräftige tiefere Bänderzug, welcher im Sohlenstande das Gewölbe gespannt erhält, von dem Fersenbeine entspringt, und dass ferner die meisten plantaren Muskeln, welche ebenfalls auf die Fusswölbung einwirken können, ihren Ursprung direkt oder indirekt an dem Fersenbeine haben.

Zu der in dem Bisherigen weiter ausgeführten wichtigen allgemeinen Bedeutung des Fersenbeines ist aber noch eine weitere nicht minder wichtige hervorzuheben, welche sich in dem Zehenstande geltend macht.

Es wurde bei Besprechung der beiden Arten des Zehenstandes stets die den Astragalus treffende Belastung als eine senkrecht wirkende hingestellt, und dieses würde auch ohne Weiteres in dieser Weise richtig sein, wenn in dem Zehenstande der Unterschenkel senkrecht auf dem Astragalus stehen könnte. Eine Streckung des Fussgelenkes bis zu diesem Grade ist aber nicht möglich; immer bleibt auch bei dem stärksten Grade der Streckung ein, wenn auch sehr stumpfer, Winkel zwischen dem Unterschenkel und dem Fussrücken; darum ist auch in dem Zehenstande eine kompensatorische Kniebeugung nothwendig, damit die Schwerlinie des Körpers in die von den Zehen gewährte Unterstützungsebene fallen könne. — Die Richtung, in welcher der Schweredruck auf den Astragalus einwirkt, ist deswegen eine von vorn und oben kommende schiefe Richtung, und diese ist zu zerlegen in eine senkrechte und eine wagerecht nach hinten gerichtete Komponente; je stärker die Streckung, um so stärker ist die erstere; je geringer die Streckung, um so stärker die letztere. Die senkrechte Komponente bedingt die in Früherem vorausgesetzte senkrechte Belastung des Astragalus; die wagerechte Komponente ist bestrebt, den Astragalus nach hinten zu drängen, welchem Drängen Folge leistend, er nach hinten herabfallen würde in einem Bogen, dessen Mittelpunkt in den Metatarsusköpfchen gelegen ist, mit anderen Worten: die wagerechte Komponente sucht das Fussgelenk wieder in dorsale Flexion zu bringen und die Sohle flach auf den Boden zu legen. Diese Komponente wird aber vernichtet theils durch den Seitendruck der Sehnen der unter den Knöcheln durchgehenden Muskeln, theils durch die Hebelwirkung der Wadenmuskeln. Beiderlei Muskeln wirken aber zunächst auf den Kalkaneus ein, die Wadenmuskeln durch Zug auf den Fersenfortsatz, die unter den Knöcheln durchgehenden durch Seitendruck auf die Rinnen oder die Sehnenscheiden, welche sich an den Seitenflächen des Kalkaneus befinden. Durch die Einwirkung dieser Muskeln wird also der Kalkaneus in den Stand gesetzt, die störende wagerechte Komponente in dem Drucke des Unterschenkels auf den Astragalus aufzunehmen und zu vernichten.

Berücksichtigt man die Rolle, welche auch in dem Zehenstande dem Kalkaneus und dem Kuboides zukommt, so fühlt man sich fast zu der Auffassung gedrängt, dass die Grundform des Fussbaues ein aus Kalkaneus, Astragalus, Navikulare und Kuboides bestehendes Tonnengewölbe sei, welches im Sohlenstande durch die Zehen und den Fersenhöcker getragen wird, in dem Zehenstande aber nur durch die Zehen. Indessen erscheint doch die gegebene Analyse, in welcher drei verschiedene statische Kombinationen der Fussknochen unterschieden sind, geeigneter, einen Ueberblick über die statischen Funktionen des Fusses und über die Anordnung der Bänder zu gewähren.

Mechanik des Fusses.

Die wichtigste und fast ausschliessliche mechanische Leistung des Fusses ist die lokomotorische, welche, wie in der vorläufigen übersichtlichen Darstellung bereits angegeben ist, in zweierlei Weise zu Stande kommen kann, entweder nämlich nur durch Hebung des Fusses oder durch „Abstossen" von dem Boden, d. h. Ausführung einer so lebhaften Hebebewegung, dass dadurch ein Gegenstoss des Bodens hervorgerufen wird. Als Beispiel für die erste Art mag das Folgende gelten: Man verlege durch irgend eine Vorwärtsneigung den Schwerpunkt etwas weiter nach vorn und erhebe sich auf die Zehen, so wird durch diese Hebung das Fussgelenk und mit ihm der ganze Körper so weit nach vorn bewegt, bis sich der Schwerpunkt über den Metatarsusköpfchen befindet; — überschreitet aber der Schwerpunkt die Metatarsusköpfchen in der Richtung nach vorn, so dass er keine Unterstützung mehr findet, so fällt der ganze Körper nach vorn über; — in beiden Graden wirkt also die Hebung des Fusses auf die Zehen lokomotorisch. — Dass auch das Abstossen für sich allein lokomotorisch wirken kann, zeigt der Sprunglauf, in welchem die abstossende schlagende Bewegung des Fusses schon in dem Augenblike ausgeführt wird, in welchem der nach vorn bewegte Fuss in die unmittelbare Nähe des Bodens kommt. — Dass beide Arten der lokomotorischen Aktion in dem gewöhnlichen Gange zusammenwirken, ist bekannt, ebenso auch, dass das förderndste Element in dem Gange und zugleich die eigentliche Thätigkeit des Fusses in demselben die „abstossende" Bewegung ist. Diese ist also noch in Bezug auf ihr Zustandekommen zu untersuchen.

Vor allen Dingen ist festzustellen, dass eine jede solche Aktion, welche den Gegenstoss des Bodens hervorrufen soll, gegen den Boden gerichtet, also eine „plantare" Bewegung sein muss. Da der ganze Fuss in der Ruhe sich in Dorsalflexion befindet und dasselbe auch bei den Zehen der Fall ist, so wird diese Bewegung zunächst eine Streckstellung erzeugen, ist also eine „Streckbewegung". Da aber ein Theil der in dieser Richtung wirkenden Muskeln aus bekannten Gründen den Namen „flexor" führt, so ist im Anschluss an diese Benennung die betreffende Bewegung auch als eine „Beugebewegung" bezeichnet worden. Diese doppelte Benennungsweise derselben Bewegung führt unabweisbar zu Verwirrungen, und um diesen Nachtheil zu vermeiden, ist das Geeignetste, beide Ausdrücke durch eine Benennung zu ersetzen, welche keine Missverständnisse zulässt, und als eine solche erscheint „plantare Bewegung" durchaus geeignet; diese sei deshalb auch in dem Folgenden angewendet [1]).

Eine plantare Bewegung, welche geeignet ist in angegebener Weise abstossend zu wirken, ist aber an zwei Orten möglich, nämlich in dem Fussgelenke und in dem Metatarso-Phalangalgelenke. Jede dieser beiden Arten von Bewegung kann für sich allein ausgeführt werden, oder es können sich beide an einander anreihen, wobei die natürlichste Reihenfolge die ist, dass zuerst die Bewegung im Fussgelenk und dann diejenige im Metatarso-Phalangalgelenk geschieht. Warum dieses die natürlichste Reihenfolge ist, ist leicht ersichtlich. Durch die Erhebung des Fusses in Folge einer plantaren Bewegung im Fussgelenke werden ja die an dem Boden liegenden Zehen in stärkere Dorsalflexion gestellt und zwar in um so stärkere, je höher der Fuss gehoben ist. Aus einer stärkeren Dorsalflexion ist aber eine grössere Exkursion der Zehen im plantaren Sinne möglich und damit eine kräftigere Schlagwirkung gegen den Boden.

Für die abstossende plantare Bewegung im Fussgelenk wirken in erster Linie die Wadenmuskeln; der m. tibialis posterior, der m. peronaeus primus und der m. peronaeus secundus, in zweiter Linie der m. flexor digitorum communis longus und der m. flexor hallucis longus. — Für die plantare Bewegung der Zehen in dem Metatarso-Phalangalgelenk wirken in erster Linie für die kleinen Zehen die m. interossei, der m. abductor digiti minimi und die caro quadrata, — für die grosse Zehe die Gruppe der in der Planta gelegenen Muskeln dieser Zehe mit Ausnahme des m. adductor transversus, in zweiter Linie für die Zehen überhaupt der m. flexor digitorum communis brevis,

---

[1]) Vgl. meine Statik und Mechanik S. 97 ff. und Archiv v. Reichert u. Dübois 1866. S. 670 ff.

der m. flexor digitorum communis longus und der m. flexor hallucis longus. — Die beiden letztgenannten Muskeln geben in ihrer Anordnung schon einen Hinweis auf die oben angegebene Aneinanderreihung der beiden Arten abstossender Bewegung.

Die abstossende Bewegung der Zehen für sich allein kann in ergiebiger Weise nur aus dem Zehenstande geschehen, und die Möglichkeit, dass sie sich an die abstossende Bewegung im Fussgelenke anreiht, ist dadurch gegeben, dass diese letztere zugleich einen mehr oder weniger ausgesprochenen Zehenstand durch ihre Aktion hervorbringt. Eine abstossende Bewegung der Zehen muss sich auch mit einer gewissen Nothwendigkeit an die abstossende Bewegung im Fussgelenke anreihen, zunächst deswegen, weil damit erst die Wirkung der beiden m. flexores longi vollendet wird, und ferner deswegen, weil durch die Erhebung des Fusses im Fussgelenke die Zehen in stärkere Dorsalflexion gedrängt werden und dadurch die in der Planta gelegenen oben genannten Zehenbeuger einen anspannenden Ruck empfangen, welcher eine reaktive Thätigkeit derselben hervorruft. Die stärkste Reaktion dieser Art muss sich nothwendiger Weise in der überaus kräftigen Gruppe der Grosszehenmuskeln äussern, daher sich denn auch am natürlichsten die abstossende Bewegung der grossen Zehe an diejenige im Fussgelenk anreiht.

Findet eine solche Aneinanderreihung der beiderlei Bewegungen statt, so hat die Bewegung im Fussgelenk im Beginne nur die Bedeutung der Erhebung des Fusses. Ist diese bis zu einem gewissen Grade ausgeführt, dann kann die abstossende Bewegung der grossen Zehe in Wirkung treten, wobei sie noch dadurch Unterstützung erhält, dass in dem Augenblicke des Eintretens ihrer Wirkung die plantare Aktion im Fussgelenk zugleich heftiger wird und damit auch ihrerseits abstossend wirkt.

Genaue Beobachtung eines ungestörten natürlichen Ganges belehrt auch darüber, dass dieses die für eine ausgiebige Lokomotion angewendete Art der Verwendung des Fusses ist. Wir können demnach in dieser folgende drei einzelne Elemente deutlich unterscheiden.

Erster Akt: Erheben des Fusses. In diesem Akte wird zuerst eine Streckstellung des Fusses hervorgebracht. Axe für diese Bewegung ist die quere Axe der Astragalusrolle. Diese ist aber so gelegen, dass die ihr zugehörige Flexionsebene die

Richtung auf die dritte Zehe hat, welche Zehe, wie in Früherem gezeigt wurde, das eigentliche Stützgewölbe des flach aufgesetzten Fusses ist. Während der Annahme der Streckstellung bleibt also die Unterstützung stets durch die dritte Zehe gegeben.

Zweiter Akt: Belastung der grossen Zehe. Damit die kräftige Abstossungsaktion der grossen Zehe in Thätigkeit treten kann, muss sodann die Belastung auf die grosse Zehe geworfen werden. Es geschieht dieses schon durch die Wirkung der starken Muskeln peronaeus primus und tibialis posterior. Wie der erstere auf die grosse Zehe einwirkt und diese nach aussen und hinten zieht, so dass ihre Längenrichtung annähernd in Kontinuität mit der Längenrichtung des Unterschenkels gesetzt wird, ist in Früherem bereits entwickelt und insbesondere darauf aufmerksam gemacht worden, dass dabei zugleich der äussere Fussrand so gehoben wird, dass die grosse Zehe allein die Belastung übernimmt. Seine extremste Wirkung, die Erzeugung des Grosszehenstandes, wird in diesem zweiten Akte der m. peronaeus primus allerdings nicht erreichen können, indem mit ihm zugleich der m. tibialis posterior wirkt; indessen wird in der Synergie beider Muskeln doch die ähnliche Wirkung hervortreten müssen, da die Resultirende der Zugrichtung beider Muskeln ebenfalls nach hinten und aussen geht; so dass auch ohne besondere Anstrengung des m. peronaeus primus schon durch das Erheben des Fusses allein die Belastung gegen den inneren Fussrand, also auf die grosse Zehe, geworfen werden muss.

Dritter Akt: Abstossen. Sobald in der angegebenen Weise die Belastung auf die grosse Zehe geworfen ist, führt diese durch ihre eigene Muskulatur die abstossende Bewegung aus; und zwar können hierbei die beiden Muskeln abductor und adductor obliquus ebensogut wirken als der m. flexor brevis, denn diese beiden Muskeln besitzen jeder eine sehr starke plantar-flektirende Komponente, welche die Wirkung des m. flexor brevis kräftig unterstützt, während die seitlich wirkenden Komponenten beider Muskeln sich gegenseitig vernichten. Ist die grosse Zehe, wie es bei dem naturgemässen Gebrauche des nakten Fusses der Fall ist, abducirt, so kommt sogar der m. abductor in seiner vollen Kraft zur Geltung. — Gleichzeitig mit dieser Aktion der grossen Zehe tritt dann auch die plantare Bewegung des Fussgelenkes, welche bis dahin mehr nur eine ruhigere hebende Bewegung gewesen ist, in das Stadium heftigerer, d. h. abstossender Wirkungsäusserung. In dieser Beziehung ist zuerst der m. flexor hallucis longus hervorzuheben, welcher gleichzeitig auf das Fussgelenk und auf die grosse Zehe einwirkt; ferner werden wir, ohne die hierbei zur Geltung kommende Thätigkeit der Wadenmuskeln zu unterschätzen, in diesem Abstossungsakte des ganzen Fusses den beiden Muskeln peronaeus primus und tibialis posterior eine besondere Bedeutung beimessen dürfen, indem diese die Basis des Metatarsusknochens der grossen Zehe angreifen und dadurch ebenfalls sehr wesentlich die Vereinigung der beiden Abstossungsakte vermitteln. Der Antheil dieser beiden Muskeln an dem Abstossungsakte liesse sich wohl in folgender Weise am verständlichsten formuliren: der m. peronaeus primus und mit ihm vereint der m. tibialis posterior bedingen durch ihre Einwirkung auf den Metatarsusknochen der grossen Zehe und auf das Fussgelenk die Abstossung durch die Grosszehenseite des Fusses; in ihrer Einwirkung auf das Fussgelenk werden sie unterstützt durch die Wadenmuskeln, und ihre Einwirkung auf die Grosszehenseite des Fusses wird ergänzt und erweitert durch die plantar gelegenen Grosszehenmuskeln, und in beiden Beziehungen durch den m. flexor hallucis longus.

So bestimmt nun auch diese drei Akte in der Abstossungsthätigkeit des Fusses unterschieden werden müssen, so ist damit noch nicht gesagt, dass sie in der Gehbewegung nothwendig so einzeln geschieden erkennbar hervortreten. Es ist vielmehr in der Aufstellung dieser drei Akte eine Analyse, wie wir sie z. B. auch in der Thätigkeitsäusserung des m. biceps brachii vornehmen müssen, wenn wir dieselbe richtig verstehen wollen. Wir zerlegen ja auch die Thätigkeit dieses Muskels in drei Akte: erst Supination, dann Flexion im Ellenbogengelenk, zuletzt Hebung nach vorn im Schultergelenk, und doch sind diese drei Akte in der Ausführung der Gesammtwirkung dieses Muskels, die Handfläche auf die Schulter seiner Seite zu legen, nicht einzeln, namentlich auch nicht in Bezug auf gesonderte Reihenfolge, zu unterscheiden; sie laufen vielmehr mehr oder weniger gleichmässig ab zur schnellsten Erreichung des intendirten Zieles: Hand auf die Schulter. — In gleicher Weise eilen auch jene drei Akte der abstossenden Fussthätigkeit mehr oder weniger gleichzeitig dem intendirten Ziele: Abstossung entgegen, müssen aber darum doch nicht weniger als die in der Gesammtbewegung enthaltenen scharf zu scheidenden Elemente erkannt werden.

Einen interessanten Beitrag zur Bestätigung des soeben Entwickelten gibt neuerdings Pareau[1]). Derselbe widerspricht meiner Aufstellung der durch den Mittelpunkt der Ferse gehenden, vorn mit der Axe der grossen Zehe zusammenfallenden Linie als „Abwickelungslinie" des Fusses von dem Boden beim Gehen. Er hat hierin in sofern Recht, als diese gerade Linie allerdings nicht als gerade Linie die Abwickelungslinie ist oder nothwendig sein muss. Meine Aufstellung dieser Linie hatte auch nicht die Meinung, dass dieses in so genauer Weise zu verstehen sei; sie hatte vielmehr nur folgenden Zweck: 1. sollte dadurch die Lage der normal gestellten grossen Zehe in möglichst einfacher Weise bezeichnet werden, in voller Anerkennung indessen, dass sie an vollständig gesunden Füssen sogar noch einen geringen Grad von Abduktionsstellung (nach innen) zeigt, welcher nach Pareau's Messungen an den Füssen von Sundanesen bis zu 11° erreichen kann; 2. sollte damit der vordere Theil der Abwickelungslinie als mit der Axe der grossen Zehe zusammenfallend hingestellt werden, während als hinterer Punkt der Mittelpunkt der Ferse dasteht, indem diese zuerst erhoben wird. Dass genauere Analyse der Vorgänge zwischen dem Erheben der Ferse und dem letzten Abstossen in der Richtung der Axe der grossen Zehe den Prozess der Abwickelung des flach aufgesetzten Fusses nicht so einfach erscheinen lasse, wie er in der hauptsächlich für Motivirung der richtigen Schuhgestalt aufgestellten Formulirung hingestellt ist, war damit nicht ausgeschlossen; auch habe ich mich in einem Vortrage bei dem Kongress in Kopenhagen im August 1884 bereits darüber ausgesprochen, dass für den Zweck des lokomotorischen Abstossens der grossen Zehe die Belastung von der im flach aufgesetzten Fusse tragenden dritten Zehe auf die grosse Zehe übertragen werden muss[2]). — Pareau hat nun diesen Vorgang ebenfalls erkannt und daraus abgeleitet, dass, wie ihn Beobachtung und Versuch lehren, der Metatarsuskopf V den Boden später verlässt, als der Fersenpunkt. Er stellt demnach die Abwickelungslinie als eine Kurve dar, welche in ihrer schärfsten Zerlegung zuerst von dem Fersenpunkt zum Kleinzehenpunkt (Metatarsuskopf V) geht und dann von diesem zur Spitze der grossen Zehe. Er knüpft hieran die Bemerkung, dass diese Kurve bei schnellerem (flüchtigerem) Gange flacher werde,

---

[1]) Nederlandsch Tijdschrift voor Geneeskunde. — 21 Jaargang. 1885. pag. 69—76.
[2]) Compte-rendu des travaux de la section d'anatomie. S. 16—18.

und dieses erklärt sich auch sehr leicht aus der Thatsache, dass, wie oben gezeigt, bei der schnellen Ausführung zusammengesetzter Bewegungen rascher auf das Endziel hingeeilt wird, so dass nur in dem langsamen Gange ein vollständiges Flach-Aufsetzen der Sohle stattfindet, während in dem flüchtigen Gange das Einstellen der grossen Zehe für das Abstossen bereits während des Niedersetzens beginnt, so dass, je flüchtiger der Gang ist, um so näher der Mittellinie der grossen Zehe die Belastung beim Niedersetzen aufgenommen wird. Bei sehr flüchtigem Gange geschieht sogar die Berührung des Bodens mit der Ferse nur sehr leicht und oberflächlich, indem bei diesem noch mehr auf die für das Abstossen nothwendige Belastung der grossen Zehe hingeeilt wird. — Wird die Gehbewegung noch flüchtiger, so wird die Belastung im Niedersetzen sogleich auf die grosse Zehe geworfen und die Berührung des Bodens durch die kleinen Zehen und durch die Ferse fällt ganz weg, — und hiermit ist der Grosszehen-Eillauf gegeben, in welchem nur die oben als „dritter Akt" bezeichnete Thätigkeit zur Geltung kommt.

Wie aus dem Entwickelten zu ersehen, ist der letzte und wichtigste Akt des normalen Ganges in der abstossenden plantaren Bewegung der grossen Zehe zu finden, welche unterstützt wird durch eine abstossende plantare Bewegung des ganzen Fusses. Beide Bewegungen müssen sich gegenseitig unterstützen und sind durch die oben besprochene Muskelanordnung eng mit einander verbunden. Deshalb findet sich auch bei dem Gehen im Grosszehenstande, bei welchem nach dem Schema eine abstossende Bewegung nur in dem Metatarso-Phalangalgelenk der grossen Zehe statt finden soll, stets eine solche des ganzen Fusses im Fussgelenk als wesentlich ergänzend betheiligt. Eine dem Schema entsprechende Lokomotion im Grosszehenstande ohne diese Betheiligung ist kaum auszuführen.

Bei der nothwendigen Verkettung der beiden abstossenden Bewegungen ist an einen brauchbaren Schuh das Verlangen zu stellen, dass er das ungehinderte Ablaufen und die Aneinanderreihung dieser beiden Bewegungen gestatte. Leider ist dieses indessen bei der herkömmlichen Gestalt der Schuhe, welche in der gegenwärtig modernen Gestaltung einer spitzen kurzen Pyramide an dem Zehenende des Fusses zur abschreckenden Karrikatur geworden ist, durchaus unmöglich; denn die grosse Zehe ist dadurch vollständig ausser Stand gesetzt, irgend eine Wirkungsäusserung geltend zu machen. In der Spitze der Pyramide liegt unter einem Winkel von ca. 45° die grosse Zehe von ihrer normalen Richtung nach aussen abgebogen und berührt mit ihrer Spitze die Spitze der dritten Zehe, und über diesen beiden Zehenspitzen liegt die Spitze der nach oben verdrängten zweiten Zehe. Dass diese auf einen Klumpen zusammengeballten Zehen sich durchaus nicht bewegen können und dass namentlich die ganz aus ihrer Lage gedrängte und auf das Engste eingeklemmte grosse Zehe nicht funktioniren kann, bedarf keines Beweises. Ein natürlicher Gang ist in solchen Schuhen vollkommen unmöglich. Da aber doch in denselben gegangen werden muss, so müssen die noch übrig bleibenden Hülfsmittel dazu verwendet werden. Soweit hierbei nicht grössere Aktion in Knie- und Hüftgelenken den unbrauchbar gemachten Fuss nur als Stelze verwendet, ist nur noch die abstossende Bewegung des ganzen Fusses im Fussgelenk dafür brauchbar und diese kann dann nur in der Richtung der grössten Länge der S c h u h s o h l e ausgeführt werden; diese entspricht aber ungefähr der Richtung des Metatarsusknochens III und damit zugleich der Flexionsebene der Astragalusrolle. Auf diese Weise kann also hier nur der oben als „erster Akt" bezeichnete Theil der lokomotorischen Fussaktion in die Erscheinung treten und muss zugleich zur abstossenden Aktion erhöht werden. In der Schuhsohle muss sich dieses dadurch aussprechen, dass sie unter dem in der Linie der grössten Länge der Schuhsohle liegenden Metatarsusköpfchen III am meisten abgenutzt wird. Und eine solche Abnutzung der Schuhsohle loben dann die Schuhmacher[1] als Zeichen eines „sehr richtigen" Ganges! Die richtige Abnutzung der Sohle ist bei dem normalen Gang unter dem vorderen Gliede der grossen Zehe.

In gleicher Weise, wie sich die abstossende Aktion der grossen Zehe mit derjenigen des ganzen Fusses vereinigen kann, so dass beide Aktionen sich gegenseitig ergänzen und unterstützen, kann auch die abstossende Aktion der k l e i n e n Z e h e n sich mit der-

---

[1] S. B e e l y, Zur Mechanik des Stehens, Langenbeck's Archiv XXVII. Vierte Seite der Abhandlung.

jenigen des ganzen Fusses vereinigen und damit eine Gangart hervorbringen, welche man als Kleinzehen-Sohlengang dem vorher analysirten Grosszehen-Sohlengang gegenüberstellen kann.

Die Thätigkeit des Fusses zerfällt auch hierbei in die für den Grosszehen-Sohlengang unterschiedenen drei Akte, nämlich: 1) Erhebung des Fusses, 2) Belastung der kleinen Zehen, 3) abstossende Bewegung der kleinen Zehen, unterstützt durch abstossende Bewegung des ganzen Fusses.

Es ist selbstverständlich, dass diese Art des Ganges bei Weitem nicht so fördernd sein kann, als der Grosszehen-Sohlengang, und zwar aus folgenden Gründen:

für's Erste kann die abstossende Thätigkeit der kleinen Zehen für sich niemals eine so kräftige sein, wie diejenige der grossen Zehe, indem sie nur durch den m. flexor communis brevis, die caro quadrata und die m. interossei zu Stande gebracht wird; — und auch die Beihülfe, welche derselben durch die langen, von dem Unterschenkel kommenden Muskeln geleistet wird, ist eine bedeutend geringere, denn der m. peronaeus primus kann dabei nicht mitwirken und der m. flexor digitorum communis longus ist ungleich schwächer als der m. flexor hallucis longus; ferner ist hierfür die Verschiedenheit in der Richtung der Abstossung in Rücksicht zu ziehen; — bei dem Grosszehen-Sohlengang ist die Abstossungsrichtung gerade nach vorn und bei stärkerer Wirkung des m. peronaeus primus auch nach innen zu erkennen; sie fördert demnach gerade nach vorn und wirft sogar, wenn sie mehr nach innen geht, die Belastung direkt auf den anderen Fuss; — bei dem Kleinzehen-Sohlengang ist die Abstossung dagegen entschieden nach aussen gerichtet, indem sie senkrecht zu der gemeinsamen Axe der Kapitula der vier kleinen Zehen geschieht, und diese schiefe Richtung kann einestheils nicht so viel nach vorn befördern, als die gerade nach vorn oder auf den vorgesetzten Fuss gehende und anderentheils bedingt sie eine andauerndere Aequilibrirung auf dem ruhenden Fusse und damit eine Verzögerung für den folgenden Schritt.

Der Kleinzehen-Sohlengang wird deshalb auch wohl gewählt bei langsamerem und bei trägerem Gehen, letzteres wegen der geringeren dafür nothwendigen Muskelthätigkeit; ausserdem ist er auch deswegen leichter auszuführen, weil seine Abstossungsrichtung nur eine Fortsetzung der durch den ganzen Körper ausgeführten Aequilibrirungsbewegung beim Niedersetzen des Fusses ist. Zur Nothwendigkeit aber wird er, wenn durch unrichtige Gestalt der Schuhe die grosse Zehe ausser Funktionsmöglichkeit gesetzt oder in eine Lagerung gezwängt ist, welche die Flexionsebene ihres Metatarso-Phalangalgelenkes in eine der gemeinsamen Flexionsebene der kleinen Zehen parallele Richtung bringt.

Die angegebenen Eigenthümlichkeiten des Kleinzehen-Sohlenganges erklären zur Genüge die Häufigkeit der Klage über Einwärtssetzen der Füsse („über die grosse Zehe gehen") — namentlich der Kinder. Diese wählen den Kleinzehen-Sohlengang theils aus Trägheit, theils aus Muskelschwäche, und sie werden dazu gezwungen durch die unpassende herkömmliche Gestalt der Fussbekleidung. Der bei richtiger Fussstellung durchgeführte Kleinzehen-Sohlengang hat aber nothwendiger Weise einen schwankenden, watschelnden Charakter, welcher seinerseits auch wieder seine Unbequemlichkeiten und Unannehmlichkeiten hat, welcher aber vermieden werden kann, wenn die Abstossungsebene mehr nach vorn gerichtet wird. Da diese Ebene aber senkrecht zu der gemeinsamen Flexionsaxe der kleinen Zehen steht, so kann die angegebene Verlegung ihrer Richtung nur dadurch zu Stande gebracht werden, dass die Reihe der Metatarsusköpfchen der kleinen Zehen in einer queren Richtung zu der allgemeinen Fortbewegungslinie des ganzen Körpers niedergesetzt wird, d. h. dass die Fussspitze beim Auftreten nach einwärts gestellt wird.

So gerechtfertigt und begründet aber auch der Tadel des Einwärtssetzens der Füsse erscheinen muss, ebenso ungerechtfertigt ist das Verlangen nach Auswärtssetzen der Füsse, wie solches gewöhnlich gestellt wird. Die richtige Stellung der Füsse im Gehen ist diejenige, in welcher die Mittellinie der richtig gelagerten grossen Zehe nach vorn gerichtet ist, indem diese die Abstossungsrichtung des Grosszehen-Sohlenganges, der als der typische Gang anzusehen ist, bezeichnet. Selbstverständlich muss aber dafür auch die richtige Gestalt der Fussbekleidung die richtige Lage der grossen Zehe ermöglichen. Weiteres Auswärtssetzen der Füsse wird einerseits wieder einer fördernden und ausgiebigen Lokomotion hinderlich und befördert andererseits die Plattfussbildung [1]).

Ehe nun die Aktion des Fusses in den beiden Arten des Zehenganges untersucht werden kann, ist erst noch ein Blick auf die abstossende Thätigkeit des Hüftgelenkes und des Kniegelenkes zu werfen.

Was zuerst das Kniegelenk betrifft, so ist es eine bekannte Erfahrung, dass das stemmende Bein in dem Augenblicke der Abstossung eine Kniebeugung ausführt. Welche Beziehung diese für Ersparung der mit dem Schritt verbundenen Arbeit in der Lendenwirbelsäule besitzt, habe ich bereits früher genauer ausgeführt [2]). Hier ist nun weiter darauf aufmerksam zu machen, dass die Kniebeugung als eine Bewegung des Unterschenkels nach hinten ebenso gut eine plantare Bewegung ist oder eine solche einschliesst wie die Fussgelenkstreckung (aus der Dorsalflexion), und dass dieselbe daher ebenfalls eine abstossende Wirkung hat. In Bezug hierauf ist es von Interesse, zu finden, dass durch den Ursprung der m. gastrocnemii von dem Femur eine ähnliche Verkettung der Kniebeugung mit der Fussstreckung gegeben ist, wie diejenige der Fussstreckung und der Grosszehenbeugung durch den m. flexor hallucis longus.

In gleicher Weise muss auch die Streckung des Hüftgelenkes als Bewegung des Femur nach hinten eine abstossende Wirkung haben; und auch hier finden wir einen interessanten Zusammenhang mit der Thatsache, dass die wichtigsten Kniebeuger, m. semimembranosus und m. biceps femoris und mit ihnen der ebenfalls als Beuger wirkende m. semitendinosus von dem tuber ischii entspringen und damit eine Verkettung der Hüftstreckung und der Kniebeugung bedingen.

Die abstossende Wirkung der Hüftgelenkstreckung tritt namentlich auch bei dem Sprunge in die Erscheinung, wo sie gemeinsam mit der abstossenden Thätigkeit des Fusses sehr gewöhnlich angewendet wird. Dass bei dieser Konzentration der abstossenden Thätigkeiten diejenige der Kniebeugung nicht angewendet wird, sondern im Gegentheil eine Kniestreckung ausgeführt wird, findet seinen Grund darin, dass diese letztere durch kräftige

---

[1]) Vgl. meine Schrift: Ursache und Mechanismus der Entstehung des erworbenen Plattfusses. Jena. Fischer 1883. S. 47.

[2]) S. Archiv von Reichert und Dübois 1869. S. 1 ff.

Aktion dem Körper den Wurf nach vorwärts geben und zugleich dadurch das durch die Hüftstreckung nothwendig gegebene Rückwärtswerfen des Rumpfes und damit des ganzen Körpers kompensiren muss.

In Bezug auf die abstossende Aktion des Fusses war es nothwendig, zuerst diejenige Thätigkeit zu untersuchen, welche der Fuss dann entwickelt, wenn er in dem „Sohlengange" verwendet wird, d. h. in derjenigen Art des Gehens, bei welcher der Fuss im Aufsetzen mit der ganzen Sohlenfläche den Boden berührt, so dass die lösende und abstossende Bewegung stets auf den im Sohlenstande befindlichen Fuss einwirken muss. Es ist dabei gänzlich gleichgültig, ob der Fuss hierfür beim Aufsetzen zuerst mit der Ferse oder zuerst mit den Zehen den Boden berührt. Diese letztere Frage ist zwar viel ventilirt worden, gehört aber darum nicht minder unter die müssigen Fragen, indem je nach der Individualität oder je nach der Laune des einzelnen Individuums bald das Eine, bald das Andere geschieht. Bei einem muskelkräftigen, gewandten und flüchtigen Gange werden immer die Zehen den Boden zuerst berühren; ein träger und nachlässiger Gang dagegen hackt mit den Fersen in den Boden; hierbei ist aber sehr wohl Ferse des Fusses und Absatz des Stiefels zu unterscheiden; denn hat letzterer eine gewisse Höhe, so kann er auch bei gewandterem Gange zuerst den Boden erreichen. Das Zuerst-Aufsetzen der Ferse ist eine Näherung an den Fersengang, das Zuerst-Aufsetzen der Zehen eine Näherung an den Zehengang. Aus diesen beiden Mittelformen entsteht dann der reine Fersengang, wenn die Zehen gar nicht mehr den Boden berühren, und der reine Zehengang, wenn die Ferse den Boden nicht mehr berührt.

Der Fersengang wird wohl aus irgend welchen Gründen gelegentlich vorübergehend angewendet oder wird als pathologische Erscheinung beobachtet („Hackenfuss"). — Der Zehengang dagegen ist eine häufig angewendete Gangart.

Von dem Zehengang ist recht wohl der Gang in dem Zehenstande zu unterscheiden, denn bei ersterem ist immer eine thätige Aktion des Fusses zu beobachten; — bei letzterem dagegen kann der Fuss ganz unthätig sein.

Es wurde in Früherem bereits darauf hingewiesen, dass die abstossende Thätigkeit des ganzen Fusses und diejenige der

Zehen fast nur im Schema von einander zu trennen sind, in der Wirklichkeit sich aber stets mit einander verbinden. Der Begriff „Zehengang" lässt sich deswegen auch nicht in Bezug auf seine mechanischen Vorgänge genau präzisiren. Man könnte ihn zwar definiren als diejenige Gangart, bei welcher die Zehen allein ab-stossend wirken; da dieses aber kaum zu Stande zu bringen ist, so ist seine Definition nur darauf zu gründen, dass bei ihm die Ferse nicht auf den Boden aufgesetzt wird. Je mehr hierbei die Ferse gesenkt (dem Boden näher) bleibt, um so mehr nähert sich der Zehengang dem Sohlengang, denn der Antheil, welchen das Fussgelenk an der abstossenden Aktion nehmen kann und muss, ist dann um so grösser; — je höher aber die Ferse über dem Boden bleibt, um so mehr nähert er sich dem schematisch reinen Zehengange, weil dann einerseits die Exkursionsmöglichkeit des Fussgelenkes eine geringere ist, dagegen aber diejenige der Zehen, welche in stärkerer Dorsalflexion aufgesetzt werden, eine grössere.

Aus demjenigen, was früher über die beiden durch die Art der Betheiligung der Zehen verschiedenen Arten des Sohlenganges gesagt worden ist, geht als selbstverständlich hervor, dass aus dem Grosszehen-Sohlengang durch Unterlassung der Aufsetzung der Ferse ein Grosszehengang entsteht, und aus dem Klein-zehen-Sohlengang auf die gleiche Weise ein Kleinzehengang.

Die geringere Ausgiebigkeit, welche der Zehengang stets dem Sohlengang gegenüber haben muss, und zwar um so mehr, je reiner er als „Zehengang" dasteht, gibt denn auch wohl Ver-anlassung dazu, dass eine grössere Exkursion der Abstossungs-bewegung auf anderem Wege zu erzielen gesucht wird. Dieses kann aber auf zweierlei Weise geschehen, nämlich:

für's Erste dadurch, dass bei ruhendem Hüftgelenk eine Kniebeugung als ergänzende abstossende Bewegung ausgeführt wird; der Zehengang behält dabei mehr seinen schleichenden Charakter;

oder es kann die Hüftgelenkstreckung als ergänzende abstossende Bewegung aufgenommen werden, wobei zu-gleich Kniestreckung als vorwärtswerfende Aktion mitwirkt; dieses sind aber charakteristische Elemente der Sprungbewegung, und der Zehengang geht dadurch in den Zehen-Eillauf über.

Es kann nun aber auch geschehen, dass diese letzteren er-gänzenden Hülfsmittel für die Lokomotion für sich allein angewendet werden, während der Fuss in unverrücktem Zehenstande verharrt, und dieses würde dann der eigentliche „Gang im Zehenstande" sein. Diese Gangart kann unter gewissen Verhältnissen als eine sehr fördernde und wenig ermüdende sehr lange beibehalten werden und verdient deswegen den Namen „Dauerlauf". Sie wird als charakteristische Gangart für weitere Wege bei verschiedenen unzivilisirten Völkerschaften angegeben, so bei den Eingeborenen von Nord-Amerika und nach du Chaillu bei gewissen Stämmen im Inneren von Afrika. Um den angegebenen Zwecken entsprechen zu können, muss diese Gangart in der Weise ausgeführt werden, dass die Beförderung auf die Unterstützung durch den vorgesetzten Fuss vorzugsweise durch die Fallbewegung ausgeführt wird, — ferner ist für die Fussstellung diejenige des Kleinzehenstandes zu wählen als diejenige, welche beim Niedersetzen die breitere und somit sicherere Unterstützung gewährt, — und zwar müssen die Fussspitzen nach einwärts gerichtet sein, damit die gemeinsame Axe der Metatarsusköpfchen der kleinen Zehen quer gelegen ist, so dass die Fallbewegung um diese Axe möglichst die Richtung nach vorwärts hat; — endlich darf weder das Fussgelenk noch die gemeinsam wirkende Metatarso-Phalangalartikulation der kleinen Zehen absolut starr gehalten sein, sondern muss so viel Nachgiebigkeit und Reaktion besitzen, dass der Fall der Belastung von dem Fusse federnd aufgenommen wird, wobei die Reaktion zugleich die Abstossung unterstützt.

Die zweite Zehe.

Die Analyse der statischen Leistungen des Fusses hat die dritte Zehe als die in dieser Beziehung wichtigste erkennen lassen und zwar sowohl für den Sohlenstand wie für den Kleinzehenstand. Dagegen erschien die grosse Zehe, abgesehen von ihrer statischen Funktionsfähigkeit in dem Grosszehenstande, als von wichtigster Bedeutung für die lokomotorische Aktion des Fusses.

Da nun in dem gewöhnlich geübten Sohlengange der nach vorn geschwungene Fuss mit der Sohle flach auf den Boden gesetzt wird und für eine Zeit die ganze Schwerelast des Körpers zu tragen hat, so ist er für diese Zeit vorzugsweise auf die statischen Leistungen der d r i t t e n Z e h e als eines Theiles des Grundgewölbes des Fusses angewiesen. Wenn dann aber derselbe Fuss in die Aktion des Abstossens übergeht, so muss die g r o s s e Z e h e in Anspruch genommen werden und zwar in der Weise, dass sie zuerst allein die Schwerebelastung übernimmt, indem der ganze Fuss mehr oder weniger vollständig die Einstellung für den Grosszehenstand annimmt, und dass sie sodann die abstossende Bewegung ausführt. In der Zeit, in welcher bei dem Gehen der Fuss auf dem Boden verweilt, funktionirt er daher nach bestimmter Reihenfolge in dreierlei Weise, nämlich:

1. statisch im Sohlenstand,
2. statisch im Grosszehenstand,
3. abstossend im Sinne des Grosszehen-Sohlenganges.

Diese drei Funktionen reihen sich unmittelbar an einander an, so dass schon besondere Aufmerksamkeit dazu gehört, sie einzeln zu unterscheiden. Am wenigsten geschieden sind die beiden letzten Funktionen, indem dieselbe Muskelthätigkeit, welche die Einstellung für den Grosszehenstand ausführt, in ihrer Fortsetzung auch die abstossende Thätigkeit des Fusses im Fussgelenk vermittelt, so dass je nach der Schnelligkeit der Gangbewegung beide

Aktionen als eine einzige erscheinen und erst die abstossende Thätigkeit der grossen Zehe selbst das Stadium der Abstossung scharf bezeichnet. Mögen aber diese drei Thätigkeiten noch so rasch hinter einander ablaufen und mögen sie noch so unmerklich in einander übergehen, so wird doch immer für einen gewissen Zeitraum die Körperlast allein von der grossen Zehe gestützt, ehe die Abstossung selbst erfolgt, und somit ist die obige Aufstellung der beiden Stadien 2 und 3 als begründet zu erkennen.

Deutlicher tritt bei einiger Aufmerksamkeit die Unterscheidung der beiden Stadien 1 und 2 hervor. Unverkennbar ist sie bei langsamem Gang, verwischter dagegen bei schnellem Gang, wo das Stadium des Ruhens auf der ganzen Fusssohle auf ein Minimum zurückgeführt werden kann. Bei flüchtigerem Gange kann sogar der Beginn der Einstellung der grossen Zehe noch vor dem Aufsetzen des ganzen Fusses stattfinden, und das Aufsetzen selbst geschieht alsdann mehr mit dem inneren Rande des Fusses.

Diese Verhältnisse sind im Stande, die etwas eigenthümlichen Verhältnisse der vierten und namentlich der zweiten Zehe zu erklären.

Diese beiden Zehen zeigen das Besondere, dass sie von beiden Seiten her das os cuneiforme III stützen, somit also als sehr wirksame Seitenstreben für das Grundgewölbe des Fusses erscheinen, welche im Stande sind, der Artikulation zwischen os cuneiforme III und os metatarsi III einen Theil der Belastung abzunehmen, und da beide an der Basis der Metatarsusknochen ziemlich fest mit der dritten Zehe verbunden sind, so muss die Gelegenheit für eine solche Unterstützung des Grundgewölbes für diese beiden Zehen sehr bald auch schon bei geringerer Belastung eintreten. Diese beiden Zehen erscheinen somit als die stets bereiten Stützen für die dritte Zehe, und je nach der Art des Aufsetzens des Fusses funktionirt dabei bald mehr die eine, bald mehr die andere. Die Aufnahme der Belastung durch den vorderen Theil des Grundgewölbes wird dadurch eine in querer Richtung federnde und damit sanftere, und zwar gilt dieses schon für das Aufsetzen auf ebenem Boden, bei welchem die grösseren Akkommodationen durch die grosse Zehe und die kleine Zehe noch nicht nöthig sind.

Bei der Ueberwälzung der Belastung von der dritten Zehe auf die grosse Zehe muss die zweite Zehe ganz besonders und für sich allein in diesem Sinne wirken. Diese zweite Zehe ist aber auch durch ihr os cuneiforme II so mit der grossen Zehe (d. h. deren os cuneiforme I) verbunden, dass in Früherem (S. 76) die

8

Betheiligung des os cuneiforme II an der Statik des Grosszehenstandes anerkannt werden musste. Der Metatarsusknochen der
zweiten Zehe ist nun aber mit seiner Basis so eingefügt, dass er
im Grosszehenstande zugleich das os cuneiforme II und das os
cuneiforme I unterstützen und dadurch in dem Grosszehenstande
ähnliche Beihülfe zu leisten vermag, wie in dem Sohlenstande,
ohne der nöthigen Beweglichkeit des Metatarsusknochens der
grossen Zehe irgendwie störend zu werden. Durch diese funk-
tionale Doppelstellung ist denn auch die zweite Zehe ganz besonders
geeignet, die Uebertragung der Belastung von der dritten Zehe
auf die grosse Zehe zu vermitteln; und sie wird um so mehr dazu
geeignet sein, als sie mit den beiden Elementen der dritten Zehe
und mit dem Element: cuneiforme I der grossen Zehe sehr eng
verbunden ist.

Die zweite Zehe bildet also mit der dritten Zehe und der
grossen Zehe eine Art von Einheit, welche in ihren äusseren Theilen
die Belastung bei dem Aufsetzen aufnimmt und in ihren inneren
Theilen nach Uebernahme der Belastung die Abstossung vermittelt.
Hierbei können die einzelnen Theile dieses Vorganges schärfer
geschieden sein, so dass die zweite Zehe nur die Vermittelung der
Uebertragung der Belastung übernimmt, oder diese kann sich schon
beim Aufsetzen an der Thätigkeit der dritten Zehe betheiligen,
oder sie kann auch beim Abstossen der grossen Zehe als Seiten-
stütze Beihülfe leisten.

Schlussergebnisse.

1) Der Fuss ist nicht als einfacher, verschiedenen Zwecken dienender Apparat anzusehen.

2) Er ist vielmehr ein Komplex von mehreren Apparaten, welche durch verschiedene Gruppirung einzelner Elemente desselben gebildet werden.

3) In statischer Beziehung sind drei gesonderte Apparate zu unterscheiden, nämlich:

a. der Apparat für den Sohlenstand, gebaut nach dem Grundsatze des bow-string-Gewölbes,

b u. c. die Apparate für den Grosszehenstand und für den Kleinzehenstand, gebaut nach dem Grundsatze der federnd tragenden gebogenen Säule ähnlich der Lendenwirbelsäule.

4) Das einfachste Gewölbe für den Sohlenstand wird gegeben durch den Metatarsusknochen der dritten Zehe, das os cuneiforme III, das os cuboides und den Kalkaneus. — Ergänzung findet dasselbe durch das os naviculare und den Astragalus. — Das os metatarsi IV und V wirken als äussere, das os metatarsi II und I mit ihren cuneiformia wirken als innere Seitenstützen des Grundgewölbes.

5) Der einfachste Apparat für den Grosszehenstand besteht aus Astragalus, Navikulare, os cuneiforme I und os metatarsi I. — Wesentlich ergänzend für die Uebertragung der Belastung ist das os cuneiforme II. — Der Kalkaneus dient der Befestigung des Apparates durch Fixirung des Astragalus und als Ursprungspunkt des ligamentum calcaneo-naviculare dorsale. — Die Einstellung des Apparates geschieht durch den m. peronaeus primus; die Erhebung in den Grosszehenstand geschieht durch diesen und sämmtliche unter den Knöcheln durchgehende Muskeln sowie durch die Wadenmuskeln. —

8*

Als Angriffspunkt für den Seitendruck oder Zug dieser Muskeln gewinnt der Kalkaneus eine weitere Bedeutung für den Grosszehenstand. — Die grosse Zehe, flach auf dem Boden liegend, gewährt eine genügende Unterstützungsfläche.

6) Der einfachste Apparat für den Kleinzehenstand wird gebildet durch Astragalus, Navikulare, os cuneiforme III und os metatarsi III. — Unterstützt wird die Feststellung des os cuneiforme III zunächst durch das Kuboides und dann durch das os cuneiforme II. — Der Kalkaneus dient weiterer Befestigung durch Feststellung des Astragalus und durch Stützung des Kuboides. — Die vierte und die zweite Zehe geben seitliche Verbreiterung und Seitenstützen, und zwar je nach der Richtung der Belastung mehr die eine oder mehr die andere. — Die Metatarsusköpfchen der grossen und der fünften Zehe berühren im Kleinzehenstand den Boden nicht und wirken nur gelegentlich bei sehr schiefer Belastung als Seitenstützen. — Die Einstellung des Apparates bewerkstelligt der m. tibialis posterior. — Die Erhebung in den Kleinzehenstand geschieht durch dieselben Muskeln wie die Erhebung in den Grosszehenstand, und von hier aus erhält der Kalkaneus deswegen auch eine weitere Bedeutung für den Kleinzehenstand. — Die mittleren kleinen Zehen, flach am Boden liegend, geben die Unterstützungsfläche.

7) Die mechanische Leistung des Fusses im Gehen besteht in einer so kräftigen Erhebung in den Zehenstand, dass dadurch eine abstossende Reaktion des Bodens hervorgerufen wird. — Unterstützt wird diese Aktion durch plantare Flexion der Zehen, welche für sich noch eine ergänzende abstossende Bewegung ist.

8) Die Erhebung in den Zehenstand geschieht zuerst in der Richtung für den Kleinzehenstand.

9) Die eigentlich abstossende Aktion, in welche diese Erhebung übergeht, kann in der gleichen Richtung geschehen (Kleinzehen-Sohlengang).

10) Wirksamer geschieht sie aber in der Richtung für den Grosszehenstand. In dieser Gangart, welche deswegen als die normalste anzusehen ist, wirft sich deshalb beim Uebergang der Erhebung in die Abstossung die Belastung von der dritten Zehe auf die grosse Zehe (Grosszehen-Sohlengang.)

11) Die Bänder des Fusses zerfallen, der Trennung des Fusses

in die drei verschiedenen Apparate entsprechend, in vier Hauptgruppen, nämlich:

a. quere Vereinigung der Zehen beziehungsweise der Knochen der vorderen Reihe der Fusswurzel,

b. plantarer longitudinaler Bänderzug für den Sohlenstand,

c. und d. dorsaler innerer und äusserer schräger Bänderzug für die beiden Arten des Zehenstandes.

12) Der Metatarsusknochen der grossen Zehe bewahrt durch Ausschluss von stärkerer querer Verbindung die Freibeit seiner Aktion, welche sich namentlich in der abstossenden Bewegung des Ganges geltend macht.

13) Der Astragalus ist durch die Eigenthümlichkeit seiner Einfügung als Meniskus charakterisirt und geeignet, in den drei Apparaten als lastübertragend zu wirken.

Figuren-Erklärung.

Fig. 1 und 2 S. 9 sowie **Fig.** 3 und 4 S. 11 finden ihre Erklärung durch den Text.

Fig. 5 S. 54. Einfachste Gestaltung des Fussgewölbes, gebildet durch os metatarsi III, os cuneiforme III, os cuboides und calcaneus, — nebst der Ergänzung derselben durch os naviculare und astragalus. Letztere nur linear behandelt.

Fig. 6 S. 64. Unterer Bänderzug für den Halt des Fussgewölbes, bestehend aus lig. calcaneo-cuboideum plantare nebst dessen Fortsetzungen auf das os cuneiforme III und die Basis des os metatarsi III für das einfachste Gewölbe, — und aus lig. calcaneo-naviculare plantare sowie einem Bandstreifen von dem os naviculare zu dem os cuneiforme III für die Ergänzung.

Fig. 7 S. 68. Ligamentum plantare transversum subcutaneum.

Fig. 8 S. 69. System der ligamenta interossea zwischen der Basis der Metatarsusknochen und zwischen den Fusswurzelknochen vorderer Reihe. Die Zeichnung ist ermöglicht durch künstliches Auseinanderrücken der Knochen. — Zugleich ist durch schematische Linien angedeutet, wie nicht nur os cuboides und os naviculare durch innere und äussere Bänder an den Kalkaneus gebunden sind, sondern auch die Fusswurzelknochen vorderer Reihe durch Vermittelung dieser Knochen als eine Art von Schlinge ebenfalls indirekt einen Halt am Kalkaneus finden; — und wie in gleicher Weise auch die Reihe der Metatarsusknochen als eine Art von Schlinge an den Kalkaneus befestigt ist. Der Erklärung bedürfen nur die beiden Schenkel a und b der letzteren Schlinge. — *a.* ist die bandartige Verbindung des os cuneiforme I mit dem sustentaculum tali, erzeugt durch das von letzterem entspringende Retinakulum der Sehne des m. tibialis posterior und durch das Ende dieser Sehne selbst. — *b.* ist der gewöhnlich als Theil der fascia plantaris aufgefasste starke fibrose Strang zwischen dem tuberculum externum des Fersenhöckers und der tuberositas ossis metatarsi V.

Fig. 9 S. 70. Vordere Ansicht der ligamenta interossea zwischen den Fusswurzelknochen vorderer Reihe, um deren Verlaufsrichtung zu zeigen.

Fig. 10 S. 74. Seitliche Ansicht des eingestellten Apparates für den Grosszehenstand, bestehend aus astragalus, os naviculare, os cuneiforme I und II und os metatarsi I.

Fig. 11 S. 75. Vordere Ansicht des eingestellten Apparates für den Grosszehenstand. — In Fg. 19 und 11 ist der Kalkaneus als nur sekundär betheiligt linear gehalten.

Fig. 12 S. 78. Dorsaler innerer schräger Bänderzug. — a. Beginn desselben durch das lig. calcaneo-naviculare dorsale. — b. kappenartiges lig. talonaviculare. — c. gerades dorsales Band zwischen os cuneiforme III und basis ossis metatarsi III.

Fig. 13 S. 83. Insertion des m. tibialis posterior.

Fig. 14 S. 87. Dorsaler äusserer schräger Bänderzug. — a. Beginn desselben durch das lig. calcaneo-cuboideum externum. — b. kappenartiges lig. talo-naviculare. — c. dessen Fortsetzung auf das os cuneiforme II.

Fig. 15 S. 88. Durchkreuzung der beiden dorsalen schrägen Bänderzüge. — Schematisch gehalten.